ライフステージに
合わせた口腔機能への対応

MFT
アップデート

大野粛英・山口秀晴・嘉ノ海龍三
高橋 治・橋本律子
編 著

医歯薬出版株式会社

This book is originally published in Japanese
under the title of :

MFT APPU DETO
RAIFUSUTEJI NI AWASETA KOUKUKINOU HENO TAIOU
(MFT Up-to Date : Maintaining Healthy Oral Function at All Ages)

OHNO, TOSHIHIDE
   Dentist
YAMAGUCHI, HIDEHARU
   Dentist
KANOMI, RYUZO
   Dentist
TAKAHASHI, OSAMU
   Dentist
HASHIMOTO, RITSUKO
   Dental Hygienist

© 2018 1st ed.
ISHIYAKU PUBLISHERS, INC.
  7-10, Honkomagome 1 chome, Bunkyo-ku,
  Tokyo 113-8612, Japan

序　文

　リハビリテーション医学は，機能低下や機能障害などを運動機能訓練によって回復させ，ADL（Activities of Daily Living，日常生活動作）を向上させる療法です．この分野は治療医学，予防医学に次いで"第三の医学"と呼ばれています．成人や高齢者の機能低下に対しては，医師とともに言語聴覚士，作業療法士，理学療法士，介護福祉士など多職種が協力して役割を担っています．

　歯科界に目を向けると，現状では一部の歯科医師や歯科衛生士が，高齢者を対象にした口腔ケアや摂食嚥下リハビリテーションを担当しているにすぎません．しかしながら，平成30年4月の歯科診療報酬の改定で，新たに子どもの口腔機能発達不全症から成人や高齢者の口腔機能低下症まで，ライフステージ別の口腔機能管理を推進するように点数化がなされました．これを機に，口腔機能に対する機能訓練への関心はますます高まっていくでしょう．

　超高齢社会のなかで"オーラルフレイル"の徴候を示す患者さんへの対策として，口腔機能訓練の効果が認識されています．また，MCI（Mild Cognitive Impairment，軽度認知障害）に対して，口腔機能訓練を行うことが認知機能の維持・向上に効果があるというエビデンスが示されてきました．さらに，若年者の口腔機能の発達不全に対しても，口腔機能の健全な発達を促そうという流れが生まれました．つまり，現代は乳幼児期・学童期から成人，高齢期をとおして，口腔機能の維持・向上へのアプローチを行うことが必要とされる時代なのです．これらは少子高齢社会を迎えた私たちが直面する課題です．

　MFT（Oral Myofunctional Therapy，口腔筋機能療法）は従来，小児歯科，矯正歯科分野でおもに指導されてきた口腔機能訓練の一種です．口腔機能訓練では他職種との連携が必要となりますが，今後，口腔の専門家である歯科医師や歯科衛生士がその中心となって担うことが求められています．なぜなら，口腔機能は，人間が生きるために欠かせない"食べる""のみ込む""話す""呼吸をする"ことを担うものであり，口腔機能訓練により健康寿命の延伸に寄与することは歯科の大切な役割だからです．

　本書では読者が理解しやすいように，ライフステージ別の口腔機能に関する諸問題をQ＆A形式で取りあげました．臨床に役立つヒントとして，"口腔機能をどのように育成していくか""口腔機能をどのように見て，どのような訓練を行うか"などを，発達段階やライフステージ別に構成してあります．また，関連書籍としてははじめて，MFTのエクササイズでつかわれる筋肉について，機能解剖の視点からお2人の先生方にご解説いただくなど，口腔機能に関連する幅広いトピックスを取り扱っています．

　今後，口腔機能訓練が歯科医療の付加価値を高め，健康支援の手段としてますます活用されることを期待しております．本書が読者の皆様のご参考になれば，執筆者一同の望外の喜びです．

平成30年11月　編者一同

序文………3　　執筆者一覧………6

INTRODUCTION
ライフステージに合わせたMFTの活用

- 01　MFTの基礎知識………10
- 02　ライフステージに応じたMFTの活用………18

CHAPTER 1
MFTに必要な基礎知識

- 01　MFTを行ううえで知っておきたい摂食嚥下の基礎知識　〜「食べる機能」の発達を中心に………24
- 02　MFTに必要な解剖学的知識………30
- 03　MFTにかかわる筋肉………39

CHAPTER 2
Q&Aで解説！ライフステージからみた口腔機能
〜対応・アプローチのヒント

乳幼児期　乳幼児期の口腔機能とMFT………52
- 01　乳幼児期の口腔機能を診療室でどのようにチェックしますか？………54
- 02　乳幼児の指しゃぶりに対してどのようなアドバイスをしますか？………58
- 03　口がポカンと開いている乳幼児にはどのように対応しますか？………60
- 04　乳幼児の小帯付着異常に対してどのように対応しますか？………62
- 05　早期対応が必要な乳幼児の不正咬合にはどのようなものがありますか？………64

学齢期　学齢期の口腔機能とMFT………70
- 01　口がポカンと開いている子どもが増えているって本当ですか？………72
- 02　学童期の舌小帯付着異常に対してどのように対応しますか？………74
- 03　学童期の指しゃぶりへの対応は幼児と同じでいいですか？………76
- 04　MFTの指導効果を妨げる高口蓋・狭窄歯列を拡大するタイミングは？………78
- 05　低位舌の子どもに有効なMFTは？………80
- 06　乳歯から永久歯への交換期に出現する一過性の口腔習癖への対応は？………82
- 07　口腔習癖と不正咬合は関係しますか？………84
- 08　爪かみのある子どもにどう対応をしたらよいですか？………86
- 09　舌癖除去装置はどのような場合に使ったらよいですか？………88

10 噛む訓練をすることで歯並びは変わりますか？ ……… 90
11 気にすべき発音の誤りにはどのようなものがありますか？ ……… 92
12 子どもの発音に対するアプローチはどのように行えばいいですか？ ……… 94
13 「子どもの食べ方が悪い」と相談された場合にどのようにアドバイスをすればよいですか？ ……… 96
14 鼻咽頭疾患と口腔習癖は関係がありますか？ ……… 98
15 アデノイド肥大の患者さんにはどのように対応しますか？ ……… 100
16 気がかりな行動をする子どもにはどのように対応しますか？ ……… 102
17 口唇裂・口蓋裂の子どもにはどのようなMFTを活用しますか？ ……… 104
18 ダウン症の子どもには，どのようにMFTを指導しますか？ ……… 106
19 障がい児のよだれには，どのように対応しますか？ ……… 108
20 子どもの指導時の保護者への対応は？ ……… 110
21 非協力的な子どものやる気を引き出すには？ ……… 112

成人期　成人の口腔機能とMFT ……… 116

01 成人へのMFTはどのように行いますか？ ……… 118
02 ブラキシズムのある患者さんにどのように対応しますか？ ……… 121
03 舌側矯正治療中の患者さんにMFTを指導する際の注意点は？ ……… 124
04 外科的矯正治療の顎矯正手術にMFTはなぜ必要なのですか？ ……… 126
05 歯周治療にMFTはどのように役に立ちますか？ ……… 129
06 MFTにはアンチエイジング効果もありますか？ ……… 132
07 舌が大きい人・大きく見える人にはどのように対応しますか？ ……… 135

高齢期　高齢者の口腔機能とMFT ……… 140

01 通院可能な高齢者の機能低下をどのように防ぎますか？ ……… 142
02 高齢者のドライマウス，舌痛症に口腔周囲筋のトレーニングは有効ですか？ ……… 146
03 義歯の状態から口腔機能をどのようにみますか？ ……… 148

COLUMN

食育〜噛む側からのアプローチ ……… 66
態癖と不正咬合 ……… 114
MFT〜睡眠時無呼吸症候群のための新補助療法 ……… 137
オーラルフレイルと口腔機能低下症 ……… 152
私が見てきた日本のMFTの発展 ……… 154

付録　レッスンプログラム（舌小帯付着異常・低位舌・外科的矯正治療） ……… 156

Page design　はんぺんデザイン
Illustration　内山弘隆，TDL

執筆者一覧

◉ 編著者

大野　粛英	歯科医師，横浜市港北区／大野矯正クリニック
山口　秀晴	歯科医師，東京都杉並区／やまぐち歯科・矯正歯科
嘉ノ海龍三	歯科医師，兵庫県姫路市／カノミ矯正歯科クリニック
高橋　　治	歯科医師，東京都世田谷区／高橋矯正歯科クリニック
橋本　律子	歯科衛生士，横浜市港北区／大野矯正クリニック

◉ 執筆者（執筆順）

弘中　祥司	昭和大学歯学部　口腔衛生学講座　教授
阿部　伸一	東京歯科大学解剖学講座　教授
田松　裕一	鹿児島大学大学院医歯学総合研究科解剖法歯学分野　教授
高橋　滋樹	歯科医師，神奈川県秦野市／高橋矯正歯科医院
川端　順子	歯科衛生士，兵庫県姫路市／カノミ矯正歯科クリニック
井上美津子	昭和大学歯学部小児成育歯科学講座　客員教授
茂木　悦子	歯科医師，東京歯科大学客員教授，東京都文京区／白山きりん子ども矯正歯科
齊藤　一誠	朝日大学歯学部口腔構造機能発育学講座小児歯科学分野　教授
土屋さやか	歯科衛生士，横浜市港北区／大野矯正クリニック
今村　美穂	歯科医師，山梨県甲府市／M.I.H.O.矯正歯科クリニック
寺田　典絵	歯科衛生士，東京都中央区／銀座並木通りさゆみ矯正歯科デンタルクリニック81
花田　三典	歯科衛生士，横浜市港北区／大野矯正クリニック
石井　武展	東京歯科大学歯科矯正学講座　准教授
小林　正幸	東京学芸大学　名誉教授
里見　　優	歯科医師，山形市／さとみ矯正歯科クリニック
清水　清恵	歯科医師，東京都江戸川区／清水歯科クリニック
葛西　一貴	日本大学　特任教授
山下夕香里	言語聴覚士，帝京平成大学健康メディカル学部言語聴覚学科　元教授
武井　良子	言語聴覚士，昭和大学保健医療学部保健医療学教育学　講師

佐藤　香織　歯科衛生士，昭和大学歯科病院　歯科衛生室
水野　　均　歯科医師，長野県上田市／医療法人水野矯正歯科医院
水野　高夫　歯科医師，長野県上田市／医療法人水野矯正歯科医院
澤　秀一郎　歯科医師，新潟県長岡市／沢矯正歯科医院
北澤真佐子　歯科衛生士
鮎瀬　節子　歯科医師，東京都大田区／あいがせ矯正歯科
森下　　格　歯科医師，福岡市中央区／天神矯正歯科クリニック
舩木　純三　歯科医師，東京都世田谷区／ふなき矯正歯科経堂クリニック
井上　　和　歯科衛生士，K's seminer主宰
高橋未哉子　歯科衛生士，東京都世田谷区／高橋矯正歯科クリニック
立木　千恵　東京歯科大学歯科矯正学講座　講師
末石　研二　東京歯科大学歯科矯正学講座　客員教授
河井　　聡　歯科医師，東京都西東京市／山口歯科医院
山口　美子　歯科衛生士，東京都西東京市／山口歯科医院
石野　善男　歯科医師，東京都世田谷区／二子玉川ガーデン矯正歯科
石野由美子　歯科衛生士，東京都世田谷区／二子玉川ガーデン矯正歯科
坂本　輝雄　東京歯科大学千葉歯科医療センター矯正歯科　臨床准教授
Joy Lea Moeller　BS, RDH
Samantha Weaver　MS
黒岩　恭子　歯科医師，神奈川県茅ヶ崎市／村田歯科医院
斎藤　一郎　クレインサイエンス　代表
水口　俊介　東京医科歯科大学　名誉教授
Julie Zickefoose　Academy of Oral Myofunctional Therapy International
大野由希粛　歯科医師，横浜市港北区／大野矯正クリニック

INTRODUCTION

ライフステージに合わせた
MFTの活用

01 MFTの基礎知識

OSAMU TAKAHASHI　**高橋　治**（歯科医師，高橋矯正歯科クリニック）

MFTとは？

　MFT（口腔筋機能療法，Oral Myofunctional Therapy）とは，「歯列を取り巻く口腔周囲筋の機能を改善する」ための訓練法です．

　歯列や顎骨の成長発育は，親から受け継いだ遺伝的因子と非遺伝的な環境因子に影響を受けます．また，口腔周囲筋の機能の不調和は，不正咬合を発生させる環境因子として作用します．その理由は歯列・顎骨は筋肉に取り囲まれており，つねに筋肉からの圧力を受けているからです（図1）．矯正装置によって歯に力を加えると歯が移動するように，口腔周囲の筋肉から歯に加わる力によっても歯の移動が生じるのです．

　歯列の外側には口唇や頬，内側には舌があります．いつも口唇が開いていたり，舌によって歯を前方に押していたりすると，筋肉から歯に加わる圧力が不均衡となり，歯が望ましくない方向に移動し，不正咬合が発生します（図2）．また，矯正装置を使って歯を正しい位置に移動しても，筋肉からの圧力の不均衡が是正されないままでは，歯がまた元の位置に戻ってしまう「後戻り（リラップス）」が起きます．

　歯列に悪影響を及ぼす筋機能の問題は，古くから「舌癖（Tongue Habit）」「舌突出（Tongue Thrust）」「異常嚥下（Abnormal Swallowing）」「口腔筋機能障害（Oral Myofunctional Disorders）」などと呼ばれ，正しい歯列や咬合を得ようとする患者さんと矯正歯科医を悩ませてきました．

　MFTはこのような筋機能に起因する歯科的な問題を解決するために開発された訓練法です[1～10]．MFTにより口腔周囲筋の機能を改善し，歯に加わる筋圧のバランスを整

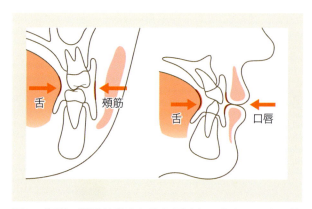

図1　歯列・顎骨は筋肉に取り囲まれており，つねに筋肉からの圧力を受けている

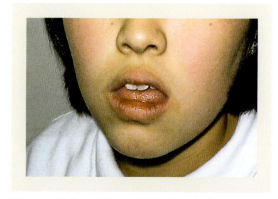

図2　口唇や舌の機能に問題がある状態
口唇が開き，舌が弛緩している

えることにより，歯は長期間正しい位置を保つことができるようになります．MFTの目的とは，「口腔周囲筋の機能の不調和を取り除くことによって，歯列の正常な形態を維持するための環境づくり」にあるといえます（図3）．

MFTの効果〜機能・形態両面からのアプローチ

MFTを行うことにより，矯正装置を使わずに歯列が正常な形態に誘導されることがあります．図4は初診時10歳の女性で，前歯の咬み合わせが浅く，前歯の歯列にわずかに叢生がありました．口呼吸，口唇を開けたままクチャクチャ音を立てて食べる癖，発音の際に舌が上下前歯の間に挟み込まれる状態（歯間化構音）が認められました．2〜4週間に1度の通院でMFTを指導し，自宅で毎日MFTの訓練を続けたところ，口唇を閉じて奥歯でよく噛んで食べる習慣が身につき，機能の改善に伴って歯列が自然に整い始めました．指導開始後2年半で正しい咀嚼・嚥下・発音・呼吸の習慣が得られ，矯正装置を使わずに歯列・咬合が自然に改善されました．初診時はオトガイのふくらみがなく口角が下がっていましたが，指導後は美しい口元に変化しています（図5）．このように，口腔機能と歯列や咬合には深い関係があり，筋圧のバランスを改善すると，歯は正しい位置を保つことができるようになります．

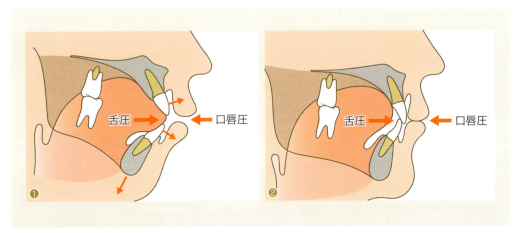

図3　MFTの目的
❶口腔周囲筋の筋圧のバランスが崩れていると，歯は正常な位置を保つことができない
❷MFTは「歯列の正常な形態を維持するための環境づくり」である

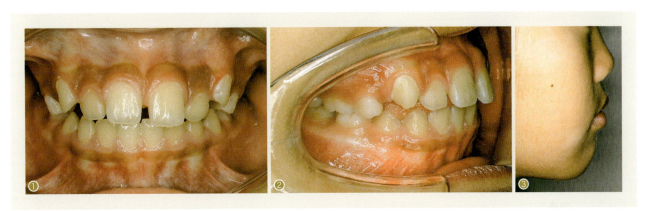

図4　MFTによる歯列の誘導1　❶❷10歳，女性．初診時の咬合状態（正面および右側方面観）　❸初診時の側貌

また，矯正治療とMFTを併用することによって，治療後の歯列の長期安定性が得られます．図6は初診時13歳の女性で，叢生，開咬，口元の突出感，口呼吸，低位舌，咀嚼・嚥下・発音時の舌突出などがみられました．マルチブラケット装置とMFTを併用して矯正治療を行った結果，治療開始後約2年で，歯列・咬合は改善され，口腔機能も良好に改善されました．治療前は口唇の突出感があり口角が下がった「への字口」でしたが，治療後は改善され，柔和な表情になりました．矯正治療終了後15年以上経過してもよい歯列・咬合が保たれています．

MFTの構成

　MFTは，①個々の筋肉の訓練，②咀嚼・嚥下・発音の訓練，③姿勢位の訓練の3つの要素から構成されています．

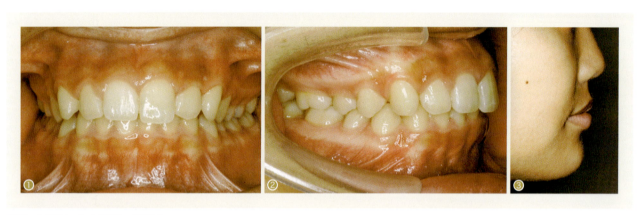

図5　MFTによる歯列の誘導2
❶❷初診から5年経過時の咬合状態（正面および右側方面観）　❸5年経過時の側貌

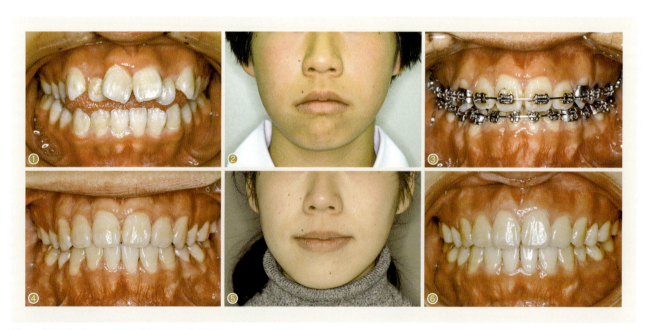

図6　矯正治療とMFTを併用した症例
❶❷13歳，女性．初診時の咬合状態および口元　❸矯正治療開始2年後
❹❺矯正治療およびMFT終了後の咬合状態および口元　❻治療終了後15年の咬合状態

1) 個々の筋肉の訓練

個々の筋肉の訓練では，舌，口唇，軟口蓋，咀嚼筋など，それぞれの筋肉の機能改善を行います．ここでいう「個々の筋肉」とは，解剖学的な分類（名称）ではなく，舌の各部分，すなわち「舌尖」「舌側方部」「舌中央部」「舌根部」や，「口唇」「咀嚼筋群」など，特定の動作を行う際にはたらく筋肉群を指します．筋肉の力を強めるだけでなく，緊張している筋肉をリラックスさせ，全体的に調和のとれた状態を目指します．

2) 咀嚼・嚥下・発音の訓練

咀嚼・嚥下・発音の訓練では，これらの口腔機能の総合的な改善を図ります．

3) 姿勢位の訓練

姿勢位の訓練では，安静時にいつも口唇，舌および下顎が正しい位置にあること，すなわち，①口唇はリラックスした状態で閉じ鼻呼吸をしている，②舌は口蓋にリラックスした状態で挙上している，③上下の歯が離れている，という状態を目指します（図7）．また，必要に応じ，呼吸，姿勢，態癖，口腔習癖などに対する指導を加えます．

MFTの指導は個々の患者さんの状態に合わせて行いますが，典型的な手順が記載されたワークブック[11,12]が出版されており，指導者向けの手引書[6,9,10]を参照しながら行うことができます．MFTの訓練は一見するとたくさんあって大変なように見えますが，同じ訓練の繰り返しも多く（図8），順を追って無理なく指導を進め

「お口の姿勢」3つのポイント

- 口唇は安静時にリラックスした状態で閉じ，鼻で呼吸している
- 舌は安静時に口蓋にリラックスした状態で挙上している
- 上下の歯は安静時にわずかに離れており，嚥下の瞬間にのみ接触する

「鼻で息，舌は上あご，歯を離す」

図7　正しい姿勢位（お口の姿勢）の3つのポイント

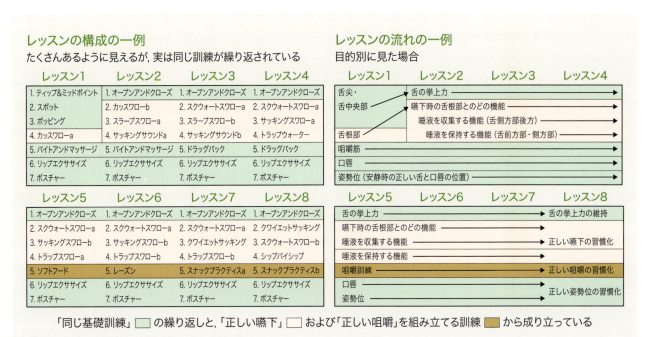

図8　レッスンの構成と全体の流れの一例[11,12]

ることができるように構成されています．同じ訓練の繰り返しにより，正しい筋肉の動きを「身体で覚える」ことで習慣化が可能になります．

MFTの代表的なレッスン

MFTの3つの構成要素
1) 個々の筋肉の訓練
2) 咀嚼・嚥下・発音の訓練
3) 姿勢位の訓練

※おもなMFTレッスンの詳細は，◉p.39〜「MFTにかかわる筋肉」のイラストつき解説を参照．また，既刊の書籍によってレッスンの名称が異なるものについては括弧内に併記している

1) 個々の筋肉の訓練

エクササイズ	目的	方法
ファットタング・スキニータング（p.39参照）	舌を平らにしたり尖らせたりする力と感覚を養う	口を開け，舌を前方に出し，平らにしたり尖らせたりすることを交互に繰り返す
リップトレーサー（p.40参照）	舌のコントロールを改善し，舌尖を思いどおりに位置づけることができるようにする	舌尖で口唇の輪郭をなぞるように動かす
ティップ（ティップアンドスティック，図9）	舌を尖らせる力と感覚を養う	舌を尖らせて前方に突き出し，口の前に垂直に位置づけたスティックを押す
ミッドポイント（ミッドアンドスティック，図10）	舌中央部を挙上する力と感覚を養う	舌中央部に当てたスティックを押し下げる力に抵抗して舌中央部を持ち上げる
サイドタングレジスタンス（サイドアンドスティック）	舌側方部の機能と感覚を養う	舌側方部に当てたスティックを舌の側縁で押し返す
スポット（スポットポジション）（p.42参照）	嚥下時および安静時に舌尖を位置づけておくべき場所（スポット）を覚える	切歯乳頭後方部に，スティックと舌尖を交互に当てる
フルフルスポット（ワッグルスポット）	舌のコントロールを改善し，舌尖をスポットにつけることができるようにする	口を開けたまま舌を左右に振ってから舌尖をすばやくスポットにつける
ティップスティック（ティップアンドスティック）	舌尖をスポットにつける力を養う	スポットと舌尖の間でスティックを保持した状態を1分間保つ
ポッピング（タングポッピング）（p.42参照）	舌全体を口蓋に挙上する力と感覚を養うとともに舌小帯を伸ばす	舌を口蓋に吸いつけたまま口を大きく開け，舌小帯を伸ばした後に舌打ちをする
オープンアンドクローズ（p.43参照）	舌全体を口蓋に挙上する力と感覚を養うとともに舌小帯を伸ばす	舌を口蓋に吸いつけたまま口を大きく開けたり閉じたりして舌小帯を伸ばす
タングドラッグ（ドラッグバック）（p.44参照）	舌の挙上力を強化する	口を開け，舌全体を口蓋に挙上したまま，後方にゆっくりずらす
バイト（バイトアンドマッサージ）（p.45参照）	咀嚼筋の機能を整える	リリーフウエハースを上下臼歯で噛んだり休んだりする
ガーグルストップ（ガーグル・ストップ）（p.41参照）	舌根部および軟口蓋の機能を整えるとともに，鼻呼吸の感覚を養う	ガラガラうがいを途中で止め，鼻で呼吸をする
リップエクササイズ（くちびるのストレッチ）	口唇の機能と形態を整える	口唇のストレッチや，口唇力の強化のため，いくつかのエクササイズを選択する

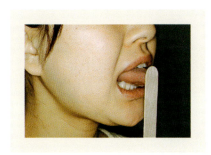
図9 ティップ

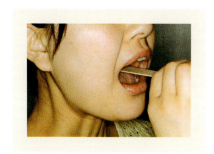
図10 ミッドポイント

2) 咀嚼・嚥下・発音の訓練

エクササイズ	目的	方法
カッスワロー（"カッ"スワロー）（p.47参照）	嚥下時（口腔期）の舌根部と軟口蓋の動きを覚える	"カッ"っと発音し舌根部の動きを確認した後，スプレーで注水し，嚥下する
スラープスワロー（p.46参照）	水を引き寄せ，舌背上に集め，のどを使って嚥下する機能と感覚を養う	口角からスプレーで注水し，息を吸う動作により水を集めて嚥下する
バイトポップ（バイトポップス）	嚥下時に，臼歯の咬合とともに舌を口蓋に挙上する感覚を養う	咬合と同時に舌を口蓋に吸いつけたら口を大きく開けて舌打ちをする
トラップウォーター（トラップスワロー）	嚥下時に，舌背と口蓋の間に水を保持する力と感覚を養う	舌背と口蓋の間にいったん水を保持（トラップ）した後に嚥下する
サッキングサウンド（サッキング）	唾液を収集するときの舌側方部の動きを覚える	舌側方部で上顎臼歯部歯肉側の口蓋を斜め後方に向かってはじく音を立てる
サッキングスワロー	唾液を収集するときの舌側方部の動きを覚える	口角からスプレーで注水し，サッキングサウンドの動作により水を集めて嚥下する
スクウォートスワロー（スワロー）	嚥下時（口腔期）に舌背を挙上させる動きを覚える	口を開けたままスプレーで口蓋に向かって注水し，舌を挙上して嚥下する
シップバイシップ（ドリンキング，図11）	日常の正しい嚥下を覚える	コップの水を1口ずつ飲む
ソフトフーズ	舌背に保持（トラップ）された食塊を正しく嚥下する動きを覚える	舌背と口蓋の間にヨーグルトを保持した後に嚥下する
レーズン（図12）	大臼歯部で咀嚼する動きを覚える	楊枝を使ってレーズンを大臼歯の咬合面に置き，大臼歯のみで咀嚼し嚥下する
スナックプラクティス（フードトレーニング，図13）	さまざまな食材を正しく咀嚼・嚥下する機能と感覚を養い習慣化する	水分の多い食材や乾いた食材を，これまでに習得した動きをつかって正しく食べる
発音レッスン	発音時の口腔周囲筋の機能を整える	歯列形態に悪影響を及ぼさないような発音の仕方を練習する

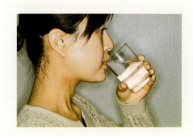 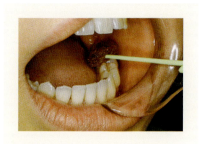 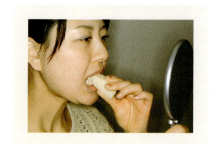

図11　シップバイシップ　　図12　レーズン　　図13　スナックプラクティス

3) 姿勢位の訓練

エクササイズ	目的	方法
呼吸訓練	口呼吸を抑制し，鼻呼吸を促す	鼻気道を空気が流れる感覚を覚えるとともに，鼻呼吸の仕方を練習する
ポスチャー（図14）	安静時に，口唇・舌・下顎が正しい位置にあることを習慣化する	「鼻で息，舌は上あご，歯を離す」という正しい姿勢位が保てるように練習する

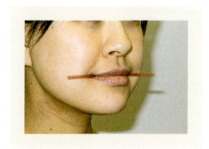

図14　ポスチャー

MFTの応用

　MFTは咬合育成や矯正治療の結果を良好にすることを目的に，おもに小児歯科や矯正歯科分野とともに発展してきました．しかし，近年では歯科のほかの分野への応用も試みられています．

1) プラークコントロールの向上

　MFTにより口唇を閉じてしっかりと咀嚼する習慣が身につくと，唾液分泌の促進や口唇による歯面の清掃作用により口腔内の自浄作用が増進し，プラークコントロールの向上に役立ちます．

2) 歯周治療の一助

　口唇閉鎖の習慣づけにより外気による歯肉への悪影響の除去，歯に加わる筋圧のコントロールによる歯の動揺の軽減など，歯周治療の一助となります．

3) ブラキシズムの軽減

　安静時における口唇と舌の正しい位置と安静位空隙の保持を覚えることは，ブラキシ

ズムやTCH（Tooth Contacting Habit，上下歯列接触癖）の軽減に役立ち，義歯装着の困難，補綴物の破損，知覚過敏，舌痛症などを緩和する一助となります．

4）外科的処置前後における機能改善訓練

顎変形症に対する外科的矯正治療，舌小帯切除術，口唇裂・口蓋裂の手術などの外科的処置前後における機能改善訓練にもMFTが応用されています．

5）言語治療の一助

舌や口唇の機能自体に問題がある場合，構音訓練にMFTを応用することによって，指導が円滑に進むことが報告されています．

6）ドライマウスの軽減

唾液腺のマッサージや舌挙上訓練などのMFTの応用により，唾液の分泌が促進され，ドライマウスを軽減できたとの報告があります．

7）高齢者および障がい者のQOL，ADLの向上

食事中のよだれの抑制，舌や口唇の動きをよくする機能訓練などへのMFTの応用は，高齢者や障がい者のQOL（生活の質）やADL（日常生活動作）の維持・向上に役立ちます．アンチエイジング，オーラルフレイルの防止など，社会のニーズに合わせたMFTの適用が可能と思われます．

なお，MFTと混同されやすい分野として「摂食嚥下リハビリテーション」があります．摂食嚥下リハビリテーションが対象とする「摂食嚥下障害」とは，食物を認識してから口に運んでとり込み，咀嚼してのみ込むまでのどこかの段階に障害が起こることで，「栄養状態の改善や誤嚥・窒息を防ぐこと」を目的にリハビリテーションを行います．これに対してMFTの対象となるのは，「障がい」のある方ではなく，「**食べたりのんだりするときの筋肉の動きが歯科的な問題を引き起こしている**」場合です．咀嚼・嚥下をいう共通の分野を取り扱うため両者は混同されやすいのですが，目的やアプローチの方法が異なります．なお，MFTのエクササイズのなかには誤嚥や窒息を引き起こしやすいものもありますので十分な注意が必要です．

02 ライフステージに応じたMFTの活用

TOSHIHIDE OHNO **大野粛英**(歯科医師, 大野矯正クリニック)

MFTを取り巻く現状

　現在，子どもの口腔機能の発達不全や高齢者における口腔機能の低下が社会的な問題になっています．口腔機能が円滑にはたらいているかどうかが，全身の健康状態をも左右すると考えられるようになってきたからです．

　小児においては，食べ物の軟食化や噛む回数の減少，適切な食生活習慣や運動習慣が確立されていないことから，これまで日常生活で自然と獲得していた口腔機能が十分に育っていない子どもが増えています．噛む回数の減少は舌や口腔周囲の筋力の低下，ひいては不正咬合の原因になると考えられます．

　また，成人や高齢者においては，運動を十分行わない人の身体が脆弱化するのと同様，舌や口腔周囲の筋肉もつかわないと衰えることがわかっています．衰えた身体の機能をリハビリテーションによって回復させるように，舌や口腔周囲の筋肉も機能訓練によって改善させることが可能です．

　2018年に「口腔機能発達不全症」と「口腔機能低下症」が保険収載されたことは，口腔機能重視の歯科界の流れを示す，まさにパラダイムシフトと捉えられるでしょう(図1)．

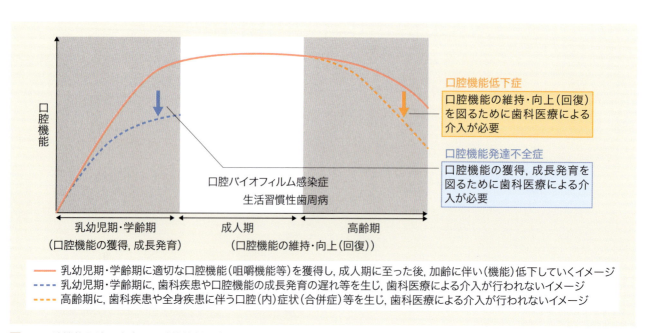

図1　口腔機能発達不全症と口腔機能低下症のイメージ図
(中央社会保険医療協議会総会　平成25年7月31日)

INTRODUCTION

新たな疾患名の導入は，新たな需要が創造されることにつながります．

日常生活において口腔機能は，食べることやコミュニケーションを支え，QOL（生活の質）やADL（日常生活動作）に密接にかかわります．現代は小児から高齢者まですべてのライフステージに応じた健康支援としての「口腔機能の育成」「維持・向上」が必要な時代であり，さまざまな分野にMFTが活用されています（図2）．

ライフステージに応じたMFTの役割

1) 子どもの口腔機能の問題とMFT

近年，子どもに対する口腔機能の育成が注目されるようになりました．小児期に噛めない，食べ方がおかしい，うまくのみ込めない，いつも口を開けている，発音がおかしいといった問題を抱えている子どもに対して，歯科医師や歯科衛生士が「口腔機能の発達支援」を行う時代が到来しているのです．

口の機能と全身の健康は密接に関係し，口腔機能発達不全症を放置すると，将来的な口腔周囲筋の衰えにつながる可能性もあります．そのため，その徴候を早期に発見して対処していく必要があります．また，習慣は毎日の繰り返しであるため，適切な口腔機能を早期に身につけ，口腔機能を改善することは将来の健康にも貢献します．

子どもの反対咬合や上顎前突のような形態異常は，保護者の目でも異常が判断できます．しかし，口腔機能の発達不全は，保護者も気づかないことが多く，とくに開咬症例にみられる異常嚥下は，瞬間的な動きであるため歯科医師や歯科衛生士でも判断しにく

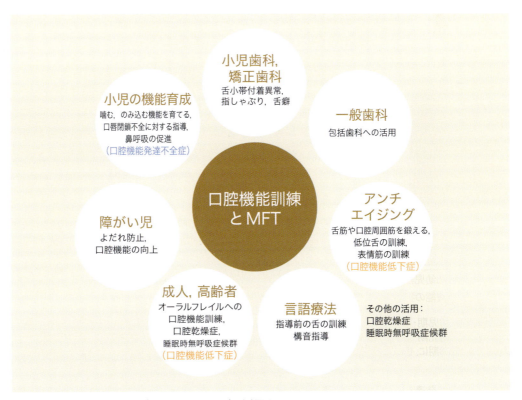

図2 小児から高齢者まで各ライフステージで活用されるMFT

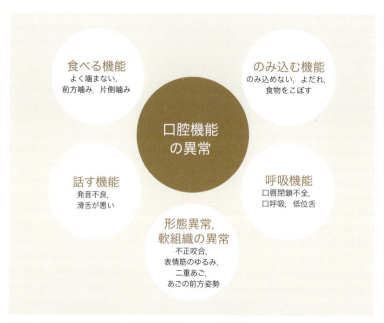

図3　口腔機能の異常により引き起こされる問題

いものです．学校歯科健診やかかりつけ歯科医院においては，形態的な不正咬合は指摘できますが，「よく噛めない」「のみ込み方がおかしい」「発音がはっきりしない」「口を開けて呼吸している」などの口腔機能の問題は，保護者が訴えない限りほとんど指摘されません．また，保護者は普段の生活に支障がないかぎり，口腔機能に問題があるとは考えていないものです．

　習慣性の口呼吸は，「口唇に締まりがない」「上唇が短く富士山形に盛り上がる」「低位舌」などの口腔周囲筋の機能低下を引き起こします．また，指しゃぶりや舌癖などの口腔習癖がある場合には，開咬などの不正咬合を引き起こします．このように口腔の機能と形態は車の両輪のようにリンクしており，噛む・のみ込む・発音する・呼吸するなどの機能も，単独で機能しているのではなく互いに協調しているのです（図3）．

2）成人・高齢者の口腔機能の問題とMFT

　日本歯科医師会は，加齢による筋力や運動機能の低下の前段階である口まわりの不調を「オーラルフレイル」と名づけ，早期発見と早期対応を呼びかけています．「オーラルフレイル」は，歯の喪失や口腔の健康への関心低下などをきっかけに始まり（前フレイル期），さらに虚弱化が進むと，滑舌の低下・食べこぼし・わずかなむせ・噛めない食品が増えるなどの症状が現れます．

　これを放置すると，噛む力の低下・舌の動きの悪化・食べる量の低下など舌や口まわりの筋力や運動機能が低下して「サルコ・ロコモ期」になり，嚥下障害や咀嚼機能不全に移行します．その結果，嚥下障害や咀嚼機能不全に陥り（フレイル期），要介護状態に移行していくのです（図4，　詳しくは，p.152　Column「オーラルフレイルと口腔機能低下症」参照）．

　近年，歯科医師や歯科衛生士が行うオーラルフレイル対策として，舌や口唇の機能訓練が注目を浴びています[1]．我々の報告では，低位舌の挙上訓練，リップトレーニングなどのMFTのエクササイズがオーラルフレイルの予防対策としても効果的であるということがわかってきました[4]．

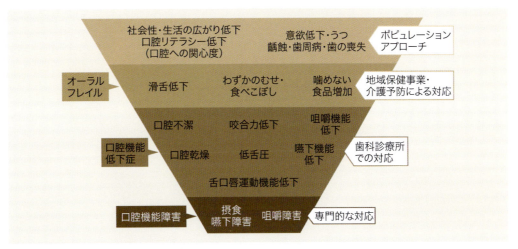

図4 加齢による口腔機能の低下[15]

　患者さんが来院されたら，まずは口腔周囲の衰えの徴候がないかをみてみましょう．口腔周囲の筋力低下の徴候の1つとして，「口呼吸」「低位舌」などの口腔習癖が挙げられます．これらの口腔習癖は，舌が沈下し，舌の筋肉が弛緩するため，舌を挙上する筋力が落ちて滑舌が悪くなるだけではなく，嚥下機能の衰えにもつながると考えられています．MFTにより低位舌や口呼吸が改善されると，弛緩した舌を挙上できるようになり，口腔周囲の筋肉は引き締まり，口唇閉鎖不全が改善されます．このように，成人や高齢者の口腔機能低下の"予防"においても，MFTを活用する時代がきています．

　口腔機能重視の歯科界の流れは，これからの時代を生き抜くため新しい付加価値を提供することでしょう．少子高齢時代，小児から高齢者までライフステージをとおして元気な生活を送れるよう，口腔機能の問題に積極的にかかわっていくことが私たち歯科関係者に期待されているのです．

ますます求められてくる口腔機能へのアプローチ

　口腔機能訓練への一般的な関心の高さは，健康雑誌やテレビの健康番組で盛んに舌の訓練が取り上げられていることからもわかります．しかし，MFTを活用した口腔機能訓練が健康長寿の延伸につながるという認識はまだ十分に社会に浸透しているとはいえないかもしれません．その一方で，身体の健康に対する関心は年々高まっており，口腔機能が身体能力に密接に関与していることをアピールすれば，口腔機能への関心はより高まっていくことが考えられます．

　これから歯科界の役割は，修復・補綴治療やインプラント治療などに加えて，"生きるために食べる"ことを支え，健康長寿を支援する方向にシフトしていくでしょう．歯科界は好むと好まざるにかかわらず口の機能を中心とした診療体系へ転換していくことが推測されます．

　そのようななか，MFTの臨床は，歯科医療の幅を広げて，歯科医療の付加価値を高めるために一役買うことでしょう．口腔機能の向上は，結果的に人々のQOLの改善，ADL向上につながるのです．

CHAPTER 1

MFTに必要な基礎知識

01 MFTを行ううえで知っておきたい摂食嚥下の基礎知識 〜「食べる機能」の発達を中心に

弘中祥司　昭和大学歯学部口腔衛生学講座　教授

食べる機能の発達

　健康な子どもの場合，摂食嚥下機能は，生後すぐから生育環境・食環境や口腔の感覚・運動体験をとおして，新たな機能を獲得しながら発達していきます（図1）[1,2]．

　摂食嚥下機能は，ほかの全身の発達と同様に感覚刺激によって運動が引き出されることで発達するといわれており，感覚刺激（主として触圧覚）に対して引き出される種々の運動・動作を食べる目的に合った動作（機能）に統合させることで営まれます．

　この摂食嚥下機能にかかわる機能の多くは，乳幼児期に獲得されます．したがって，この時期の「食べること」へのサポートはたいへん重要であり，かつ保護者も積極的に参加してくれるため，行動変容が容易な時期であるといえます．さらには，口腔・咽頭部の形態が著しく成長し，形態的な成長変化が起こるとともに機能発達がなされる大事な時期なのです．

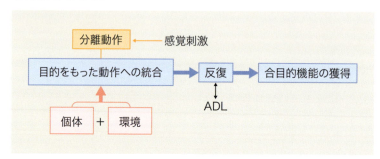

図1　食べる機能の獲得

1）捕食機能獲得期（離乳の開始，5〜6カ月ごろ）[3]

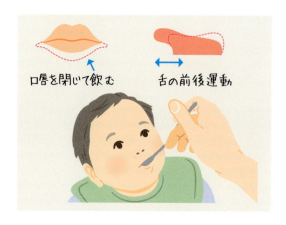

　食物を上下口唇で口腔内へとり込む動きを「捕食」と呼びます．捕食の動きは，下口唇に食具（食器）が触れる刺激などにより開口する動きが誘発され，口唇で食物を口腔内に擦り取るようにして舌の先端部にとり込む動きを指します．口を閉じながら，口腔の前方部の空間（前庭部）に食物をとり込むこの一連の捕食の動きによって，とり込んだ食物の物性（テクスチャー）が感知され，捕食に続く動きの源となります．母乳・哺乳瓶による開口によって得られる栄養摂

取から,「自発的に」口唇を閉鎖することによって栄養を摂取するという大きな変化がこの時期から獲得されはじめます.

2) 押しつぶし機能獲得期(7〜8カ月ごろ)[3]

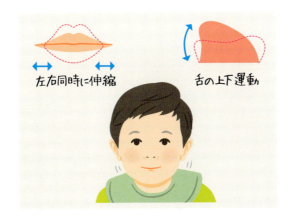

捕食の動きによって舌と口蓋前方部で食物の物性(硬さや粘稠性)を感知する動きに伴い,舌の動きを中心に硬さに応じた異なる動きをすることができるようになります.形のある食物(固形食)を口の動きで形を変えることができるという経験(つぶれる過程の感覚認知)は,摂食機能の発達のうえでは劇的な変化となります.

3) すりつぶし機能獲得期(9〜11カ月ごろ)[3]

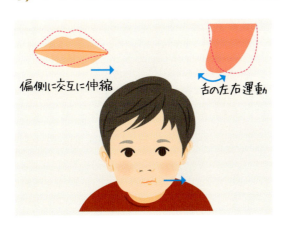

舌と口蓋で食物を押しつぶす動きは,同時にその動き(圧)でつぶせないものを分別することを可能とします.この感覚が硬い固形食に対処する動き(咀嚼)を引き出す第一歩となります.

効率よく咀嚼するためには,奥歯(臼歯)の咬合面上から食物が落ちないように食物を側方(頰と舌)から支える動きが必要となります.この時期は奥歯(乳臼歯)の萌出の有無で,口腔機能は大きく異なります.個人差もあり,暦齢のみによる指導は「丸のみ癖」やさらには「窒息事故」を生じさせる危険性があるため,口腔内でも特に歯の萌出を観察することが大切です.

4) 口腔機能から手と口の協調運動へ[3]

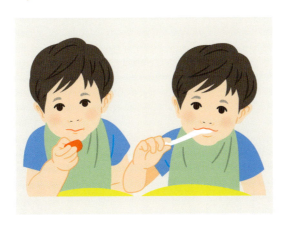

1歳前後には手づかみ食べを経て食具の使用が開始されます.この動きは口の機能と手の運動機能が協調することで営まれます.

摂食嚥下機能の特徴的な動き

　乳幼児における摂食機能の発達は段階を踏んでステップアップするため，さらなる発達の指標が必要となります．田角[2)]は食機能の生後発達を図2のように示しています．

　嚥下機能は，乳汁を摂取することに適した「**乳児嚥下**」と，食物を嚥下することに適した「**成人嚥下**」に分類されることに注目してみましょう（表）．わずか1年足らずの間に，乳児は乳汁だけではなく，固形物をのみ込む機能を獲得します．この発達には口唇・顎や舌のコントロールが上手になることが重要であり，これらが協調運動することにより徐々に獲得されていきます．

　また，呼吸に関しては，母乳や哺乳瓶からの栄養摂取では「鼻呼吸」が主体となります．離乳食開始前の乳児では，数分間，母乳や哺乳瓶の乳首を咥えたまま哺乳しますが，実はその間に鼻呼吸によって息継ぎをしています．これは，乳児期の喉頭の位置が関係しており，咽頭腔に煙突状に突き出した喉頭がそれを可能にしています（図3）．

　通常，生後5～6カ月近くになると，喉頭の位置は徐々に下降し，哺乳反射が消失してきます．それに伴い哺乳時に乳児型と成人型の嚥下パターンが混在し，息継ぎも必要になってきます．哺乳が完了する1歳から1歳6カ月ごろには，通常，成人嚥下へ移行しますが，哺乳習慣の遷延や鼻呼吸習慣の獲得不全により，嚥下様式は乱れることもあります．

　哺乳から離乳食へステップアップするこの時期には，口腔内では口にとり込まれた食物を食塊形成しながら，嚥下反射誘発部位である咽頭部近くまで移送し，舌の蠕動様運

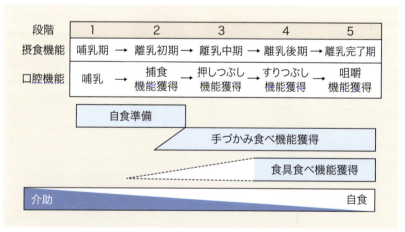

図2　食べる機能の発達[2)]

	乳児嚥下	成人嚥下
呼吸	呼気と同期するが，呼吸停止は短い	呼吸を停止して行う
口唇・顎	顎が開き，上下口唇も開いている	口唇を閉鎖して嚥下
舌尖の位置	舌尖は下顎歯槽堤と乳首の間	舌尖は口蓋に押しつけて固定

表　乳児嚥下と成人嚥下の違い[5)]

動と舌正中部の陥凹のはたらきにより嚥下を行います．この舌運動の起点となる舌尖部と舌側縁を口蓋前方部および口蓋側壁に押しつけやすくするため，下唇が舌尖を誘導するように内側に入る動きが特徴的にみられます．この運動は食塊を後方に送り込むための基本的な動きであり，成人嚥下の始まりといえるでしょう．

大塚ら[5]の乳児における嚥下時の舌の動きの変化を超音波画像装置（US）を用いて経時的に観察した報告によると，食塊形成のために，舌の真中（正中部）のU字型のくぼみ（陥凹）が発育とともにしっかりと形成されてくることがわかります（図4）．

したがって，生後5〜6カ月を過ぎたころには舌の左右側縁部をアーチ形の口蓋に固定できるようになっており，効率よく食塊を咽頭に運ぶことが可能になってきます．

乳児の栄養補給に必要な原始反射は生後5〜6カ月ごろに消失していきますが，2歳を超えて長期間哺乳瓶を使用している場合は，健康な子どもにも乳児嚥下がみられることがあります．成長によって中咽頭部の距離が増大して呼吸との協調がうまくできなくなること，固形食摂取よりも哺乳を好むようになるなどさまざまな弊害が考えられ，口腔機能発達や正しい歯列育成のためにも2歳を超えての乳児嚥下の遷延化には留意する必要があります．

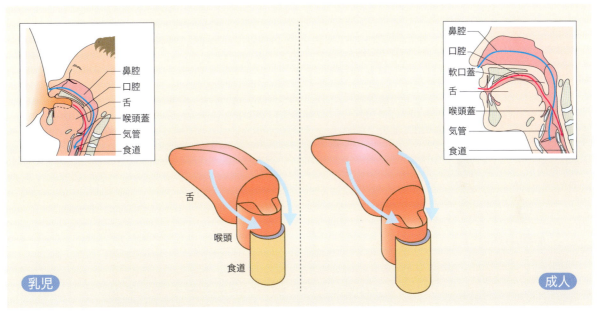

図3　乳児と成人の喉頭の位置関係の違い

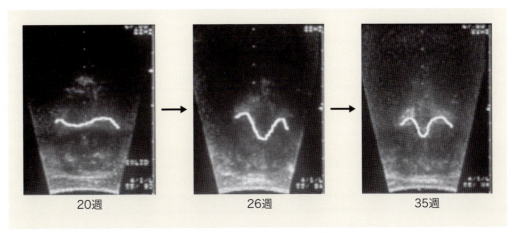

図4　舌の陥凹の経時的変化（前額断超音波による舌背正中部）[5]

口腔内での食物処理の発達

ここまで「哺乳」に相当する，嚥下機能の発達について解説してきましたが，その後に続く離乳期は「食育」の観点からすると，受動的な食事から能動的な食事へと移行する変化が大きい時期であり，厚生労働省「授乳・離乳の支援ガイド」（図5）[6]と対比させて考えるととてもわかりやすいです．

また，この時期は「食形態」のみならず，歯の萌出など「食べる機能を営む形態」にも留意する必要性があります（図6）[7〜8]．

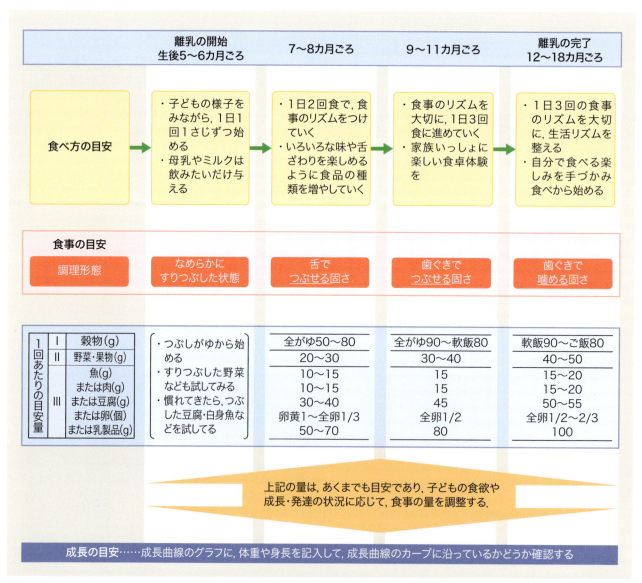

図5　離乳食の進め方への支援[6]

「食べる」機能を支える歯科の役割

　齲蝕が激減した現代においては，保護者の多くが「食の進め方」に悩みを抱えています．また，指しゃぶりや舌癖による歯列不正はよく知られており，取り組みが遅くなればなるほど，修正に時間を要します．乳幼児期から食べる機能の発達をサポートすることは，すなわち生涯にわたって適切な摂食嚥下機能を保持することにつながります．

　患者さんが歯科に望まれる子育て支援が口腔機能の健全な育成にシフトしているいま，我々歯科医療関係者はこの問題に積極的に取り組まなければなりません．おいしい食事をサポートすることこそ歯科の誇れる仕事であり，そのためには口腔の機能からみたアプローチが必要なのです．

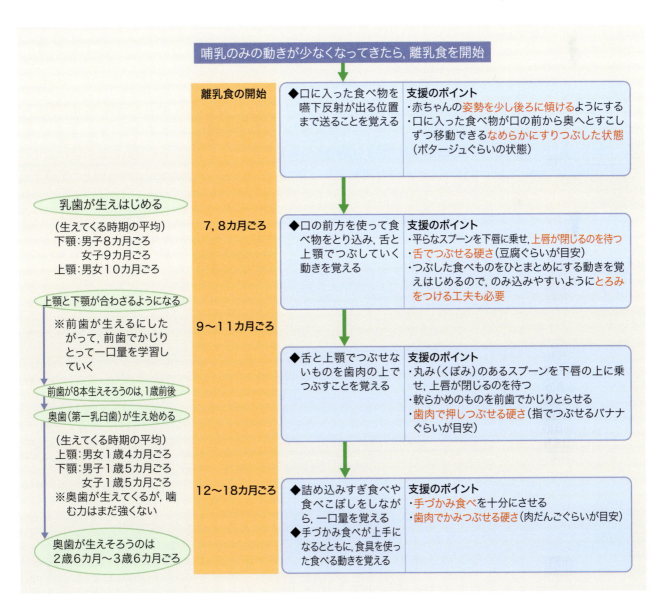

図6　食べ方の発達と支援のポイント

02 MFTに必要な解剖学的知識

SHINICHI ABE **阿部伸一** 東京歯科大学解剖学講座 教授

「正しく噛む・正しくのむ」ことを理解するために必要な機能解剖

　食事の際，我々はその食品に合わせた適量を咬み切り，口腔へ運び入れています．そして，口腔に運び入れた食品を歯で噛み砕き，唾液を混ぜ，のみ込みやすい形状に変えています．この作業が「咀嚼」です．すなわち咀嚼とは，嚥下を基準に考えると"嚥下の準備をする"作業であるといえます．後述する嚥下の5期モデルでは，咀嚼が嚥下の「準備期」と呼ばれるのはそのためです．そして"口腔内への食品のとり込み，咀嚼・嚥下するという一連の動作は，別々の作業ではなく協調運動です．MFTは一連の摂食嚥下の動作のうち，咀嚼によって形成された食塊を咽頭に送るまでのプロセス，すなわち「準備期」と「口腔期」を取り扱う訓練です．MFTによって，"正しく噛む"ことが身についてくると，嚥下に至る一連の協調運動が理想的な流れとなっていきます．

　この協調運動には，多くの筋が関係しています．筋は脳からの運動神経の刺激により収縮しますが，自転車を運転するときに「次はどの筋を収縮させようか？」など考えないのと同じで，脳が覚えこんだリズムと言っていい，自動的な動きを発揮するのが咀嚼から嚥下に至る協調運動です．脳は普段の食事の習慣をリズムとして覚え込んでしまうため，"正しく噛む・正しくのむ"習慣を身につけさせることがとても重要です．すなわち，MFTの指導のためには，その摂食嚥下のメカニズムを機能解剖学的に捉え，「正しい機能とは何か？」を理解することが必要なのです．

嚥下の5期モデル

　摂食嚥下を理解するため，食物を認識してから食品をとり込み，咀嚼をして食道へ移送するまでの一連の動作について，便宜的に区分けをしたものが「嚥下の5期モデル」です．実際には，我々は"食べながらのんでいる"のですが，ここでは摂食嚥下を理解するため「5期モデル」についておさらいをしておきましょう．

1）先行期 (図1)

　食物の認識をする時期で「認知期」ともいいます．食物を視覚，嗅覚，触覚などを介して認識することで，食欲が生じます．ここで大切なことは記憶との関係です．食欲が生じるためには，認識した情報をもとに味，鮮度，硬さなどが過去の記憶から連想され，"おいしそう"と感じることができる安心した状況が必要です．この安心した状況で食欲が生じたとき

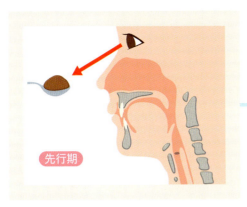

図1 先行期

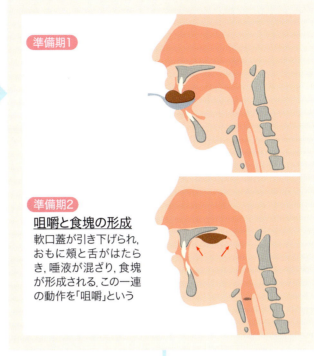

準備期1

準備期2
咀嚼と食塊の形成
軟口蓋が引き下げられ，おもに頬と舌がはたらき，唾液が混ざり，食塊が形成される．この一連の動作を「咀嚼」という

図2 準備期

図3 口腔期

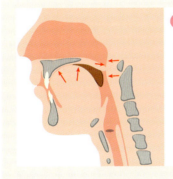

口腔期
舌根部・咽頭への送り込み
舌尖が切歯乳頭部に接し，舌の上面に保持された食塊を前方から後方へ送り込む．軟口蓋は挙上を始め，鼻咽腔閉鎖が開始される．また，口蓋咽頭筋の収縮により，咽頭後壁が前方に引かれる．口腔期後半に嚥下反射が開始された場合，そこからが不随意期となる

に，口腔内は副交感神経が優位になります．すると，口腔内におもに漿液性の唾液が分泌されます．

2）準備期（1，2）（図2）

　先行期の次の段階は，食品に合わせた適量を咬み切り，口腔内へ運び入れる作業です．この時期が「準備期1」で，顎骨を動かし歯で食品を咬み切るだけでなく，上唇・下唇・頬・舌の筋群もこのとり込み作業を担います．また，食品を運ぶために舌が前方に移動します．そして食品は臼歯部まで運ばれ，咀嚼運動が始まります．この時期が「準備期2」です．"咀嚼"は噛んで細かくなった食品に，おもに顎下腺・舌下腺からの粘性のある唾液を混ぜ，のみ込みやすい状態に変える作業でもあります．よって嚥下を基準とした5期モデルでは"嚥下の準備をする"という考え方から，「準備期」と呼びます．

3）口腔期（図3）

　嚥下中に移送される食塊がどこにあるかで，嚥下を第1〜3相に分ける場合があり，

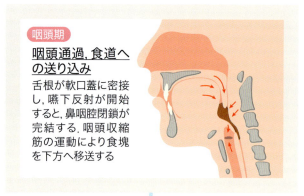

咽頭期
咽頭通過，食道への送り込み
舌根が軟口蓋に密接し，嚥下反射が開始すると，鼻咽腔閉鎖が完結する．咽頭収縮筋の運動により食塊を下方へ移送する

図4　咽頭期

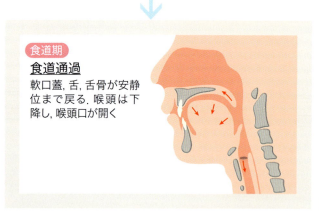

食道期
食道通過
軟口蓋，舌，舌骨が安静位まで戻る．喉頭は下降し，喉頭口が開く

図5　食道期

口腔期は食塊がまだ口腔にある状態なので"嚥下第1相"とされています．

　口腔期では，まず咀嚼が終わった食塊を舌の上に乗せます．そして舌尖が切歯乳頭付近に接し，その位置が保持された状態から前方から順に舌を口蓋に圧接していきます．これにより，舌の上の食塊は，舌によって咽頭方向へ移送されることになります．食塊が舌根付近まで移送されると，軟口蓋の挙上が開始され，食塊が鼻腔方向へ行かないように"鼻咽腔閉鎖"が始まるのです．軟口蓋には粘液性の口蓋腺，舌根にも同様に粘液性の後舌腺が存在し，食塊の口峡部におけるスムーズな移送を助けます．

4）咽頭期（図4）

　ここからが嚥下の第2相です．嚥下反射が開始され，食塊のほぼすべてが咽頭に送られます．すでに喉頭蓋谷，梨状陥凹などに流れ込んでいた食塊とともに，咽頭の上部から下部へ向かう収縮によって袋の中の生クリームをしぼるように，食塊は下方へ移送されます．このとき舌は口蓋に圧接され，舌の側縁は口蓋舌弓・口蓋咽頭弓が包み込み，食塊が口腔へ逆流することはありません．さらに軟口蓋による鼻咽腔閉鎖によって，食塊は鼻腔方向に向かうこともないのです．

　このとき喉頭は舌骨上筋群によって前上方へ移動します．食道の入り口は自分で開くことができないため，喉頭の後面と食道の前面が接合しており，この喉頭の前上方への動きによって食道入口部が開き，食塊が食道へ移送されます．この間，喉頭蓋が後方へ倒れ喉頭の入り口を閉じ，誤嚥を防止します．よって嚥下反射が起こると，一時的に無呼吸（嚥下性無呼吸）の状態になります．

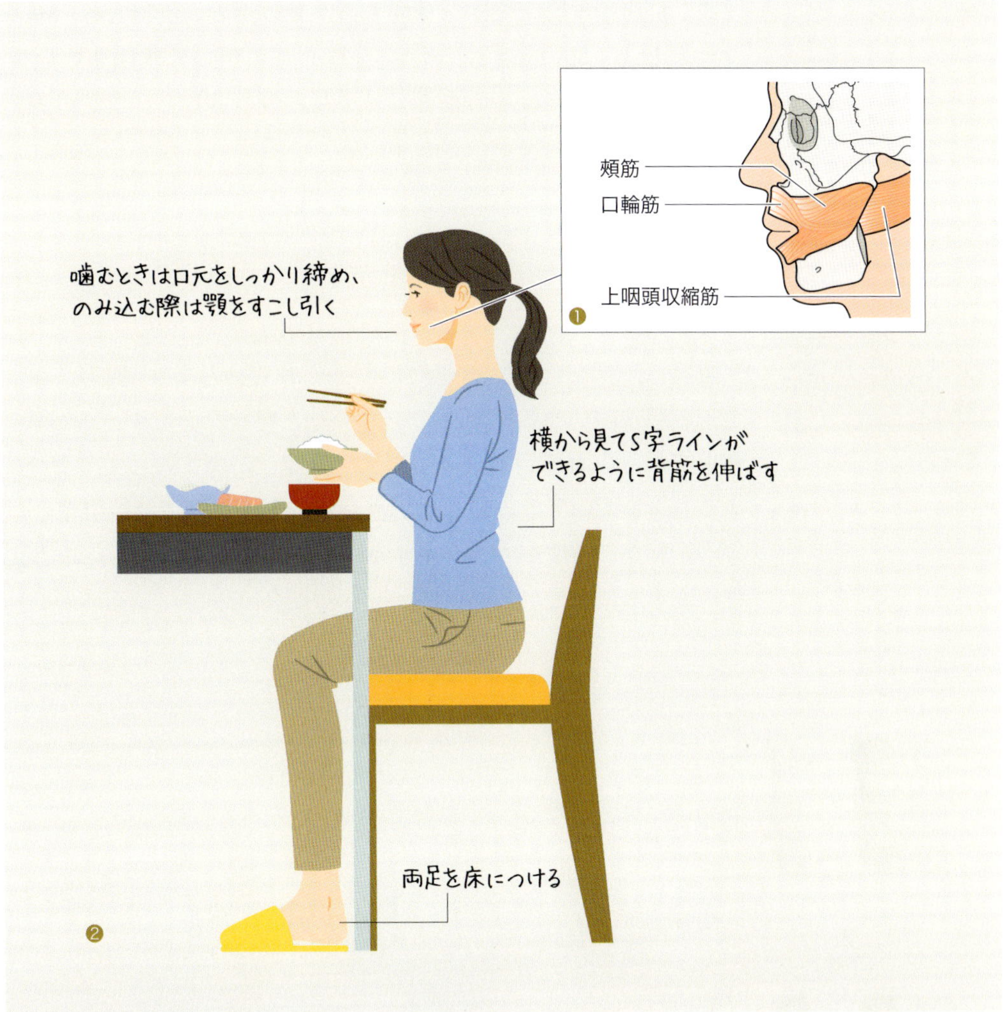

図6 食べる際の正しい姿勢
❶口輪筋・頬筋・上咽頭収縮筋はつながっており，咀嚼と嚥下は一連の動作で行われる
❷正しい姿勢で咀嚼することでこれらの筋群が正常に機能する

5）食道期（図5）

　嚥下の第3層です．食道に送り込まれた食塊が，食道の蠕動運動で胃まで移送されます．嚥下反射の際，弛緩していた食道入口部は再び収縮し閉じます．この食道入口部の閉鎖は，食道からの胃液などの逆流を防ぎます．この食道入口部の閉鎖を担っているのが，下咽頭収縮筋の最下部の筋束（括約筋）です．また，嚥下反射の瞬間，大きく収縮していた口腔・舌・軟口蓋・咽頭・喉頭などを構成する筋群は弛緩し，すべてが元の位置に戻ります．また後方へ倒れていた喉頭蓋も元の位置に戻り，声門は開き呼吸が再開されます．

正しい咀嚼・嚥下のためには正しい姿勢が必要

　我々が正しく食べ物を咀嚼・嚥下するためには，正しい姿勢が大切です．正しい姿勢を保つなかで，正しい咀嚼・嚥下機能が発揮されることが歯並びや全身的な健康にもよい影響を与えます（図6）．

正しい咀嚼・嚥下機能を発揮するための正しい姿勢とは，猫背になることなく，背筋を伸ばし，下顎の先（オトガイ）を少し下に引いた状態をいいます．その姿勢で唇を閉じて食物を噛んで，そのままゴックンとのみ込むと，舌が口蓋に密着して食べ物をしっかり奥舌に送る習慣がつきます．

咀嚼は頰と舌の協調運動

　咀嚼は，頰と舌の協調運動によって成り立ちます（図7）．逆に正しくない咀嚼とは，上下の唇が開いた状態でクチャクチャと噛むことです．このような咀嚼をしていると，頰と舌からの力のバランスが崩れ，歯並びが悪くなってしまうことがあります．また，すこし上を向いて飲み物などで流し込むような嚥下の習慣は，口腔・咽頭の筋力をあまりつかわない習慣がつき，ますます姿勢や噛み方，のみ込み方が悪い方向へ向かってしまいます．

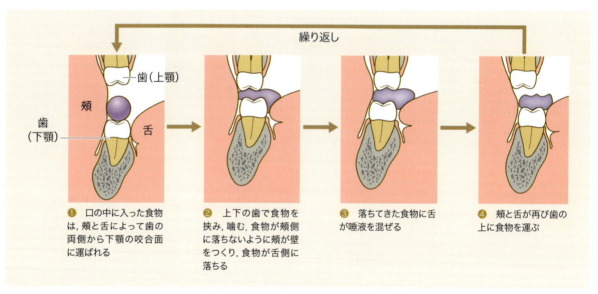

図7　咀嚼は頰と舌による協調運動（第一大臼歯で切断した縦断面図）

咀嚼筋

　咀嚼運動は下顎の複雑な動きが主体となり，周囲の軟組織が機能して咀嚼全体の役割を担います．このなかで下顎を上方に持ち上げ，側方に下顎を動かす筋が咀嚼筋です．咀嚼筋は食品を"噛み砕き，磨りつぶす"機能を担っています．

　咀嚼筋には，**咬筋・内側翼突筋・側頭筋・外側翼突筋**（図8，9）があります．咬筋は頬骨弓下縁から起始し，下顎枝外面（咬筋粗面）で停止しています．内側翼突筋は翼突窩から起始し，下顎枝内面（翼突筋粗面）で停止します．すなわち咬筋と内側翼突筋は，下顎枝を外側・内側から挟み込んで下顎を持ち上げ，側方運動にも役立っています．

　また，側頭筋は側頭窩から広く起始し，筋突起へ停止します．咬筋・内側翼突筋同様，筋束は上下的に走行するため，下顎を上方へ持ち上げることに役立ちます．側頭筋の一部筋束である後部筋束は，耳介上部の裏側から，前後的に走行して筋突起へ向かうため，下顎の後方への移動に役立っています．

　これら3つの筋と役割が異なるのが外側翼突筋です．外側翼突筋は2頭筋で，蝶形骨大翼の側頭下面と翼状突起外側板外面という2カ所から起始し，関節突起の翼突筋窩へ停止します．起始部と停止部の位置関係から，両側の外側翼突筋の同時収縮により下顎は前方へ，そして片側の外側翼突筋が収縮した場合，下顎は側方運動を行います．また，筋束の一部が関節円板にも付着するため，顎運動の安定や調整にも役立っています．

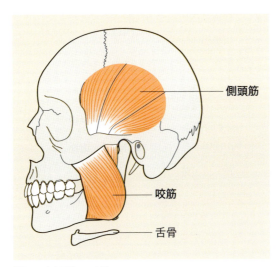

図8　側頭筋，咬筋
側頭筋，咬筋の作用で下顎は上方へ引かれる．側頭筋の外耳道の上の一部筋束は，下顎を後方に引く

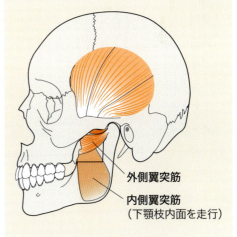

図9　内側・外側翼突筋
翼状突起の内側（翼突窩）から起始するのが内側翼突筋で，翼状突起外側（外側板外面）から起始するのが外側翼突筋．外側翼突筋は顎関節部に付着し，顎運動の安定や調整に重要な役割を担う

表情筋

　表情筋は咀嚼から嚥下に至る一連の動作のなかで，きわめて重要な役割を担います．特に準備期における食品の口腔内へのとり込み時には，口唇を動かし口裂を締めます．特にスイカなど水分を含む食材の口腔内へのとり込み時には，口角部をしっかりと締めています．この機能を担うために，口角周辺には上方・側方・下方から多くの表情筋が集まっています（図10）．また，その一部は口角から約1cm外方部分の筋膜に収束・停止し，表情筋の収縮時に結節状の構造をつくります．この構造を**モダイオラス**（口角結節・口角筋軸）と呼び，"正しく噛む"ためにはこのモダイオラスが硬く結節状を呈することが必要です．

　表情筋は咀嚼時に口角部を締めるだけでなく，頬粘膜を動かし歯で噛んだ食品を口腔前庭に落とさないように，歯列に対し頬粘膜を圧接しています．この動きの主役となるのは，表情筋の最深層を走行する**頬筋**です．頬筋は翼突下顎縫線から起始し，前走し口輪筋と合流しています．すなわち歯列全体を取り囲んだ筋束であり，咀嚼機能にとってもっとも重要な筋です．

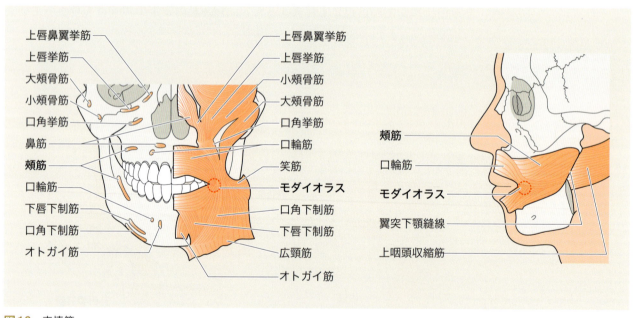

図10　表情筋

舌・舌骨上筋

　舌は筋性の組織で，3つの**外舌筋**（図12）と4つの**内舌筋**（図13）からなり，咀嚼から嚥下に至る過程で舌は自らの形を変えながら，さまざまな機能を担っています．咀嚼によって噛み砕かれ，舌側へ落ちた食品の味を感じ，唾液とともに再度歯列上へ乗せ，食塊形成後の口腔期（嚥下第1相）では食塊を咽頭へ移送します．これらの機能を担うためには，舌は大きく位置を移動させ，さらに舌自体の形を自在に変化させる必要があり，7つの舌筋がそれぞれの役割を担っています．

　外舌筋である**オトガイ舌筋**はオトガイ棘から起始し，舌に扇状に広く分布後，舌背に停止します．オトガイ舌筋の収縮によって，舌全体は前方へ移動します．**舌骨舌筋**は舌骨から起始し，オトガイ舌筋の側方，すなわち舌本体の側縁部を上行し，オトガイ舌筋同様，舌背に停止します．機能としては，舌の下方への移動に役立ちます．**茎突舌筋**は茎状突起から起始し，舌骨舌筋のさらに側縁を走行後，舌尖付近へ停止します．舌を後方または後上方へ牽引し，舌中央をくぼませます．

　内舌筋は舌内部を走行する筋群で，**横舌筋**は舌中隔から起始し，舌側縁に停止します．横舌筋の収縮は，舌の幅を短縮させます．**垂直舌筋**は舌の下方から舌背へ向かう筋群で，収縮により舌背を平坦にします．**上縦舌筋**は舌背粘膜の下方を，**下縦舌筋**は舌下部でオトガイ舌筋と舌骨舌筋の間を縦走，すなわち舌を前後的に走行する筋群で，上・下縦舌筋の収縮により舌を短縮させます．

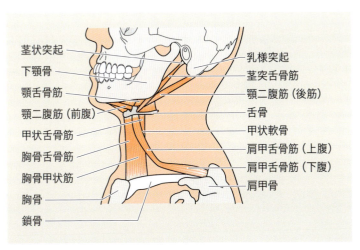

図11　側方から観察した舌骨上・下筋群

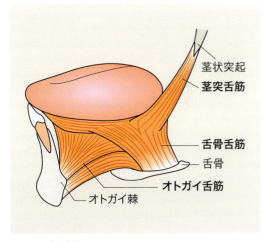

図12　外舌筋
外舌筋はオトガイ舌筋，舌骨舌筋，茎突舌筋からなり，その筋の走行方向から舌を前方，下方，後上方へ引く

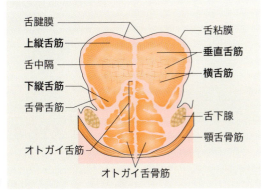

図13　内舌筋

POINT

MFTの基本的な動きに関連する舌筋のはたらき

◆ 舌を細く尖らせ，前方へ突出させる

1) 舌尖を前方に突出させる

横舌筋の強い収縮で舌は細長くなります（図14-❶）．そして，おもにオトガイ舌筋の収縮によって，舌が前方へ突出します（図14-❷）．

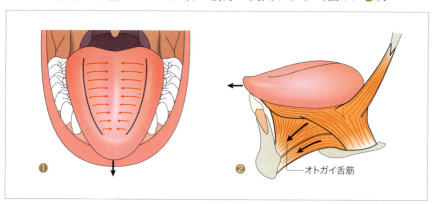

図14 舌尖の前方への突出[3]

2) 舌尖の挙上

さらに上縦舌筋を収縮させることで，舌尖は上方に向きます（図15）．

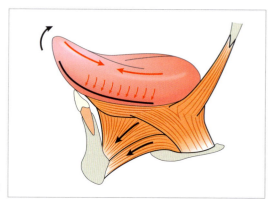

図15 舌尖の挙上[3]

◆ 舌を平らにする

垂直舌筋の収縮によって舌は平たく薄くなります（図16）．

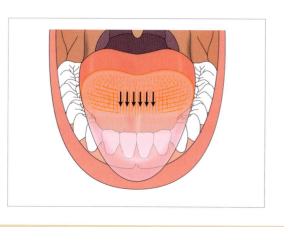

図16 舌を平らにする[3]

▶ MFTレッスンの一連の流れで機能する筋肉については，次項で解説します．

CHAPTER 1　MFTに必要な基礎知識

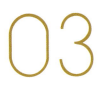

MFTにかかわる筋肉

YUICHI TAMATSU　**田松裕一**　鹿児島大学大学院医歯学総合研究科解剖法歯学分野　教授
　　　　　　　　　　　　　　　臨床コメント：高橋滋樹（歯科医師，高橋矯正歯科医院）
　　　　　　　　　　　　　　　執筆協力：橋本律子（歯科衛生士，大野矯正クリニック）

（本項★の図版はすべて，脇田　稔・井出吉信：口腔解剖学　第2版．医歯薬出版，2018．より引用）

ファットタング・スキニータング

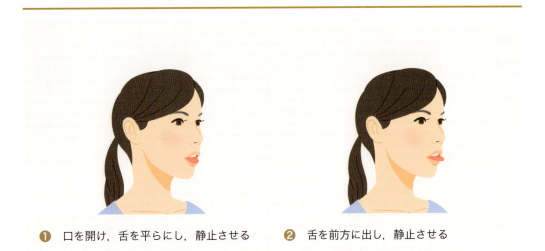

❶ 口を開け，舌を平らにし，静止させる　　❷ 舌を前方に出し，静止させる

◉ 解剖学的視点から見てみると？

おもな動きは「舌を前突した状態での舌の脱力と緊張」です．

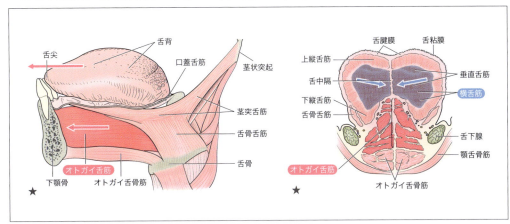

オトガイ舌筋
・まず，外舌筋であるオトガイ舌筋が収縮して舌を前に出し（前突），その状態を保ちます（←）．

横舌筋
・内舌筋の1つである横舌筋は緊張すると舌の幅が狭く（←），弛緩すると幅が広くなります．この弛緩と緊張を繰り返します．

その他の動きとして，軽い開口運動を行うために舌骨上筋群がわずかに緊張します．また口輪筋をはじめとする口裂周囲の表情筋は弛緩し，口唇に不要な力が入らないようにします．

> **臨床コメント**
>
> 舌小帯などに問題がある場合を除けば舌を前に出すのが難しい患者さんは少ないですが，舌を尖らせるのが難しい患者さんはしばしばみられるため，舌の形を変える内舌筋のトレーニングとして有効です．行う際は，鏡などを見ながら舌に力を入れている状態と脱力している状態の感覚を養ってもらうのもよいでしょう．舌の前方突出の継続は顎関節症の患者さんにはやや負荷が高いこともあるので注意が必要です．
>
> （高橋滋樹）

リップトレーサー

舌を尖らせて上唇の口角に置き，10秒数えながら反対側の口角に向かって唇の輪郭をなぞるように動かす

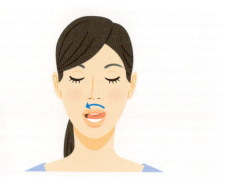

● 解剖学的視点から見てみると？

おもな動きは「舌の位置を変えずに行う舌の側方彎曲運動」です．

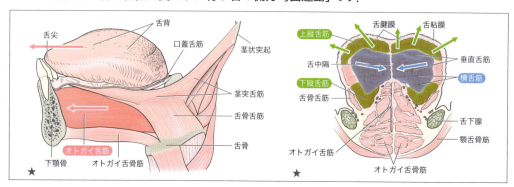

オトガイ舌筋

- ファットタング・スキニータング（p.39参照）と同様に舌を前に出した（前突）状態を維持するために，オトガイ舌筋が収縮して緊張状態を維持します（⬅）．

上縦舌筋・下縦舌筋

- 続いて内舌筋の1つである片側（たとえば右）の上縦舌筋・下縦舌筋が緊張して舌尖が右の口角に移動します．
- 上唇を右から左にトレースする際には，右側の上・下縦舌筋の緊張が徐々に弱まり弛緩したときに舌尖が正中に達し，左側の上・下縦舌筋の緊張が徐々に強まりながら左の口角に達します．

横舌筋

- 上記の間，横舌筋が働くことで舌の幅を狭めて長さを長くし（⬅），また，上縦舌筋の緊張がわずかに下縦舌筋を上回ることにより舌尖が上を向きます．

左から右にトレースする際は上記とは逆の動作となります．開口運動と口を軽く開く動作はファットタング・スキニータングと同様です．

ガーグルストップ

ガラガラうがいをしながら上を向いて口を大きく開け，鼻呼吸をして5秒ほど止める

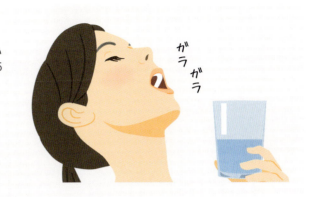

⦿ 解剖学的視点から見てみると？

おもな動きは頸を後屈した状態での「鼻咽腔の閉鎖と口峡の閉鎖」です．

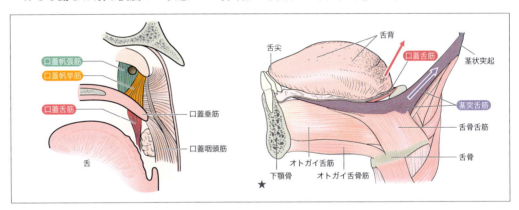

固有背筋

- まず，後頸部の固有背筋のはたらきで上を向きます．

口蓋帆挙筋・口蓋帆張筋

- うがいをしているときはおもに口蓋帆挙筋，協力筋として口蓋帆張筋のはたらきで軟口蓋を咽頭後壁に押しつけ（鼻咽腔閉鎖），水が咽頭鼻部や鼻腔に逆流するのを防ぎます．

茎突舌筋

- 同時におもに茎突舌筋のはたらきで舌根部を軽く軟口蓋に押し当て，水が咽頭に流れ出るのを防ぎます．この状態で呼吸筋がはたらき「アー」と言いながら息を吐くことで，ガラガラといううがいになります．このとき，茎突舌筋のはたらきが弱いと水が咽頭に流れ，はたらきが強すぎると息が吐けずカッスワローの「カッ」のようになってしまうため，適切な舌根部の挙上力が求められます．

口蓋舌筋

- 次に，茎突舌筋の緊張を維持して舌根部を軟口蓋にしっかり接触させて口峡を閉鎖したまま，おもに口蓋舌筋がはたらいて軟口蓋を下げると咽頭の鼻部と口部が交通し，鼻呼吸ができるようになります．

ポッピング

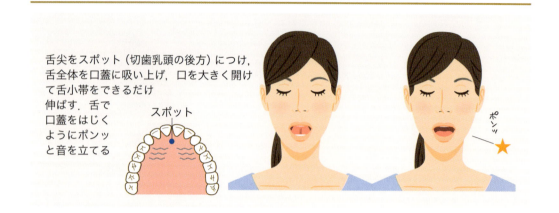

舌尖をスポット（切歯乳頭の後方）につけ，舌全体を口蓋に吸い上げ，口を大きく開けて舌小帯をできるだけ伸ばす．舌で口蓋をはじくようにポンッと音を立てる

◉ 解剖学的視点から見てみると？

おもな動きは「舌をしっかり挙上させて舌背辺縁を口蓋周囲に密着させながら口を開ける」ことです．

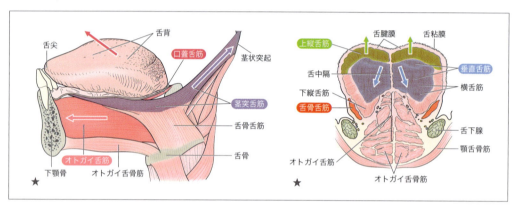

● 舌の挙上

オトガイ舌筋・**茎突舌筋**

・横舌筋に力が入らないように注意し，舌の辺縁が軟らかく広がった状態でオトガイ舌筋と茎突舌筋がしっかりとはたらいて舌体を十分に挙上させます（←）．

オトガイ舌筋・**上縦舌筋**

・オトガイ舌筋のはたらきと上縦舌筋の適度な緊張で舌尖をスポットに接触させるとともに舌の辺縁部を上顎舌側歯肉に密着させます．

茎突舌骨筋・**口蓋舌筋**

・茎突舌骨筋と口蓋舌筋の協力で舌根部を軟口蓋に密着させます．

● 音を立てる

垂直舌筋・**舌骨舌筋**

ここから垂直舌筋が軽く緊張して舌背を弱くくぼませながら開口運動を行うと，口蓋と舌背の間の隙間が陰圧になり，舌が吸盤のように口蓋に張りついた状態になります．舌小帯をピンと張り，口腔底が覗けるくらい大きく開口します．そして，舌骨舌筋が強く舌体を下制すると，口蓋と舌体との間に空気が入って，勢いよく舌体が下がり音がします．

CHAPTER 1 MFTに必要な基礎知識

オープンアンドクローズ

舌を口蓋に吸いつけたまま口を開けたり閉じたり（臼歯を咬む）を繰り返す．閉じているときも舌は口蓋に吸いついている

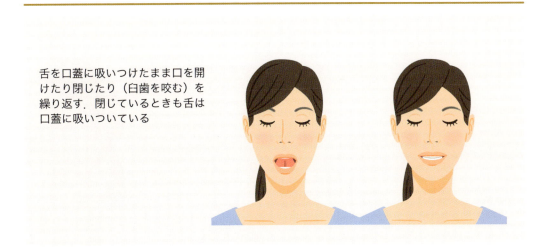

◉ 解剖学的視点から見てみると？

おもな動きは「舌をしっかり挙上させて舌背辺縁を口蓋周囲に密着させながら開口・閉口運動を繰り返す」ことです．

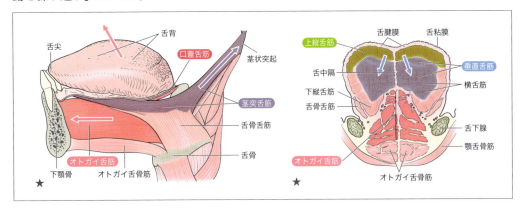

`オトガイ舌筋`・`茎突舌筋`

- 横舌筋が弛緩して舌の幅がだらりと広がった状態でオトガイ舌筋と茎突舌筋がしっかりとはたらいて舌体を十分に挙上させます（←）．

`オトガイ舌筋`・`上縦舌筋`

- オトガイ舌筋と上縦舌筋の協力で舌尖をスポットに接触させるとともに舌の辺縁部を上顎舌側歯肉に密着させます．

`茎突舌骨筋`・`口蓋舌筋`

- 茎突舌骨筋と口蓋舌筋の協力で舌根部を軟口蓋に密着させます．

`垂直舌筋`

- ここから垂直舌筋が軽く緊張して舌背を弱くくぼませながら開口運動を行うと，口蓋と舌背の間の隙間が陰圧になり，舌が吸盤のように口蓋に張り付いた状態になります．舌小帯がピンと張り，口腔底が覗けるくらい開口します．ここまではポッピングと同じ動作ですが，このまま舌背が吸盤状に張りついた状態で閉口運動と開口運動を繰り返します．

43

タングドラッグ

舌全体を口蓋に吸いつけたまま口を開け，舌全体で口蓋をなぞるように後方にずらしていく

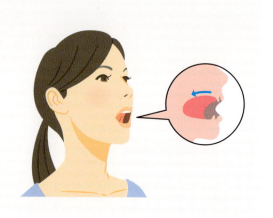

⦿ 解剖学的視点から見てみると？

おもな動きは「舌をしっかり挙上させて舌背辺縁を口蓋周囲に密着させながら舌体（舌尖）をすこしずつ後方移動させる」ことです．

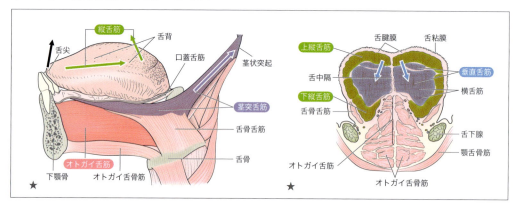

- 動作の準備はポッピングならびにオープンアンドクローズのオープンまでと同じです．

`茎突舌筋`・`オトガイ舌筋`・`上縦舌筋`・`下縦舌筋`

- 茎突舌筋とオトガイ舌筋の緊張を維持して舌背が吸盤状に口蓋に張りついた状態を保ちながら，上縦舌筋と下縦舌筋が収縮して舌体の前後的な長さを後方へ向けて短くしていきます（➡）．

`上縦舌筋`・`下縦舌筋`・`垂直舌筋`

- 動作中は上縦舌筋を下縦舌筋よりもやや強く緊張させ，また垂直舌筋をはたらかせて，舌背が凹面になるようにしながら舌尖で口蓋をなぞって後方に進めていきます（➡）．舌尖が後方に到達すると舌辺縁の密閉性が解かれて舌体が口蓋から離れます．

> **臨床コメント**
>
> 舌全体の挙上のエクササイズで，より後方の挙上に重点を置いています．舌の前方の運動は患者さんも直感的に理解しやすいですが，舌の後方は意識しにくいため，改めて意識してもらう意味もあります．茎突舌筋の付着位置や走行を知っておくことは指導に役立つかもしれません．舌挙上により咀嚼筋痛などがでてくることがあるので，この傾向をもつ患者さんには注意が必要です．
>
> （高橋滋樹）

バイト

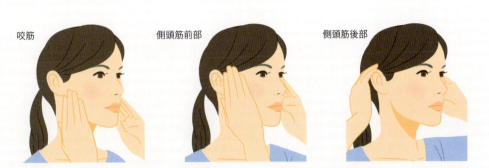

指先を頬（咬筋付近）に置き，臼歯をギュッと咬み合わせ，咬筋が緊張するのを確認する．次に力を抜いて休む
こめかみ（側頭筋前部），耳の上方部（側頭筋後部）も同様に行う

◉ 解剖学的視点から見てみると？

おもな動きは文字通り「咬みしめる」ことです．

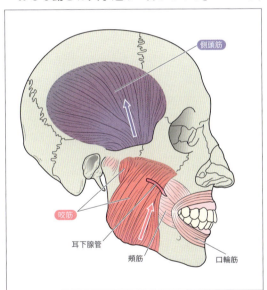

- 咬筋 ・ 側頭筋 ・ 内側翼突筋

・咬筋，側頭筋，内側翼突筋が強く緊張します．咬筋と側頭筋の緊張は顔面や側頭部を手指で触れて感じることができます．このとき左右の咀嚼筋に均等に力が入っていることが大切です．

> **臨床コメント**
>
> 　MFTが必要な患者さんは嚥下時に臼歯を咬合していないことが多いため，舌尖をスポットに付ける→臼歯をしっかり咬む→舌後方をもち上げる，という一連の流れを意識してもらうなかで，咬筋や側頭筋の活動を触って自覚してもらうことが大切です．
>
> 　ただし，安静時には上下の歯列が離れていることが必要ですので，このエクササイズを行う際には「いつも咬んでいるのは正しくない」ことを強調して伝えるとよいでしょう．
>
> （高橋滋樹）

スラープスワロー

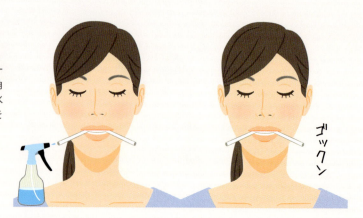

舌尖をスポットに付け、上顎犬歯後方にストローを置いて咬合する。口角付近からスプレーで注水し、舌側方で一気に水を吸い集め、嚥下する

⦿ 解剖学的視点から見てみると？

おもな動きは「舌後方に水を集めながら行う口からの吸息運動とそれに続く嚥下運動」です。

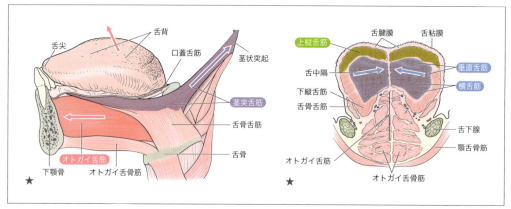

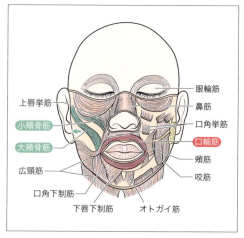

オトガイ舌筋・茎突舌筋

- 舌体が弛緩して幅が広がった状態でオトガイ舌筋と茎突舌筋により舌体を軽く挙上させ、舌の辺縁部を歯列の舌面に接触させます。

上縦舌筋・横舌筋・舌骨舌筋・垂直舌筋

- 次にサッキングの動作と同様に上縦舌筋をはたらかせて舌前方を口蓋に付けたまま横舌筋により舌の幅を狭めて歯列との間に隙間をつくります。このとき舌骨舌筋と垂直舌筋が舌背後方の高さを下げて軟口蓋との接触を弱くし隙間がある状態になります。

ここで吸息を行うことで、水が固有口腔に吸い込まれ、舌の辺縁と歯列の間の隙間が流路となって舌背後方に水が溜まり、次の動作で嚥下します。

口輪筋・頬骨筋・咀嚼筋・舌骨上筋群・咽頭筋

- この動作中は口輪筋が弛緩し、頬骨筋などの口角外方の筋がはたらくことで、口裂は「イー」と開いた状態、下顎は咀嚼筋の緊張により閉口状態で咬合が維持されます。嚥下時には舌骨上筋群や咽頭筋など一連の嚥下に関与する筋群が協調的に働きます。

カッスワロー

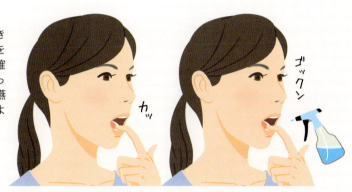

嚥下時の舌の後方部の動きの練習．"カッ"という音を出して舌後方部の動きを確認した後，舌後方部をつかって口腔内に注水した水を嚥下する．舌尖が動かないように指先で軽くおさえる

◉ 解剖学的視点から見てみると？

おもな動きは，前半の「口峡の閉鎖」と後半の「開口状態での嚥下運動」であり，嚥下の口腔期で重要な動きをする舌根部と軟口蓋に注目した動作です．

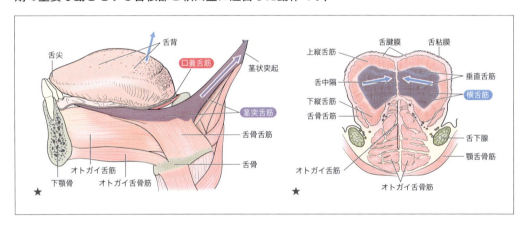

●「カッ」の発音時

横舌筋・茎突舌筋

横舌筋のはたらきで舌根の中央部を膨らませながら（➡）茎突舌筋の働きで軟口蓋に密着させます（➡）．

口蓋舌筋

同時に軟口蓋はおもに口蓋舌筋のはたらきにより下制しながら舌根に密着します．ここで強く呼気を出すことで「カッ」という音が出ます．

● 嚥下

後半は口腔内に注入した水を嚥下しますが，開口状態では舌骨上筋群が収縮しても咽頭や喉頭を含む舌骨の挙上が十分にできず，通常の嚥下に比べ舌根部の挙上と緊張を相当強く意識した動作が必要になります．

サッキング

唾液の収集にかかわる動きの練習．舌背の前方を口蓋にぴったり付け，舌背の側縁をはじくように音を出す

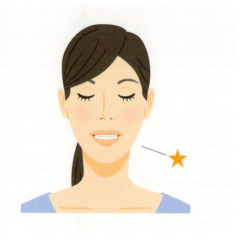

⦿ 解剖学的視点から見てみると？

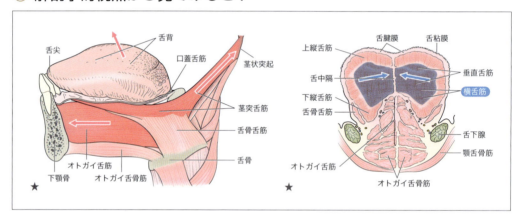

横舌筋

　ポッピングと同様に舌を吸盤のように口蓋に吸い付けた状態（➡）から横舌筋を瞬間的に緊張させることにより（➡），舌の側縁と歯列との間を陰圧にし，口腔前庭から固有口腔側への唾液や空気の流入を促します．

臨床コメント

　習得が難しいエクササイズですが，正しい嚥下を行ううえで不可欠な動きですので，根気強く指導にあたりましょう．サッキングはおもに舌側縁の動きですが，行う際は①舌尖がスポットから離れない，②正しい顎位で咬合する，③頰の内側が歯列から離れていることがポイントです．

（高橋滋樹）

イー・ウー

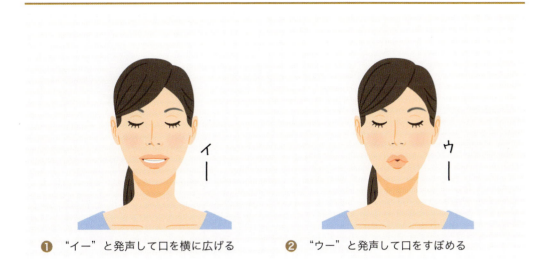

❶ "イー"と発声して口を横に広げる　　❷ "ウー"と発声して口をすぼめる

◉ 解剖学的視点から見てみると？

おもな動きは「口唇の外側への伸展と絞扼（締めつけ）」です．

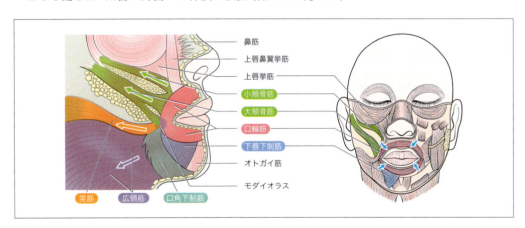

口輪筋・頬骨筋・笑筋・広頸筋・口角下制筋・下唇下制筋

「イー」では口輪筋を弛緩させた状態で，頬骨筋（大・小），笑筋，広頸筋などをはたらかせて口角を外方へ引くことにより口裂が大きく横に開きます．このとき，口角下制筋や下唇下制筋に力が入り過ぎると口角が下がった動作になってしまいます．「ウー」では口輪筋がしっかり緊張して口をすぼませます．

> **臨床コメント**
>
> 美しい笑顔を得るために役立つトレーニングです．「イー」と「ウー」の口唇の形をはっきりと区別することが大切です．
> （高橋滋樹）

ボタンプル

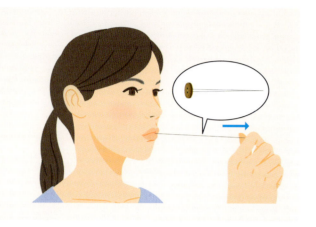

口唇と前歯の間に紐を付けたボタンをはさみ，ボタンが口から出てこないように紐を引っぱる

◉ 解剖学的視点から見てみると？

おもな動きは「口唇の絞扼」です．

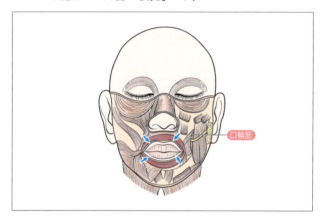

口輪筋

口輪筋

「イー・ウー」の「ウー」に似たイメージです．口輪筋を強く緊張させながらも口唇を前に突き出すのではなく，同時に口裂周囲の表情筋も適度にはたらいて，左右のモダイオラス間の口唇全体を緊張させて前歯に強く押しつけるようにします．

臨床コメント

安静時の口唇の閉鎖を意図して行うことが多いですが，この訓練を行い，口輪筋を強化すればすべての症例で口唇閉鎖が達成されるわけではないということは十分知っておく必要があります．鼻疾患があったり，前歯の位置に問題があったりする場合はそれを改善しないと口唇閉鎖は達成されません．

（高橋滋樹）

CHAPTER 2

Q&Aで解説！
ライフステージからみた口腔機能
〜対応・アプローチのヒント

乳幼児期	52
学齢期	70
成人期	116
高齢期	138

乳幼児期

乳幼児期の口腔機能とMFT

嘉ノ海龍三（歯科医師，カノミ矯正歯科クリニック）

乳幼児期の特徴

　乳幼児期は，機能が獲得される口腔機能の発達・習熟過程を経て，獲得した口腔機能を習慣化させ維持する段階へとつながる大切な時期です．口腔は，鼻とともに呼吸器官として，また，言葉を発する音声言語器官として，そして栄養をとり込む消化器官として，重要な役割を担っています．適切な口腔機能を獲得していくことが，子どもたちが心身ともに健やかに育つための健康，コミュニケーション，日常生活習慣の基盤になるといっても過言ではありません．そのため，口腔の管理を行う歯科臨床の現場では，口腔のみに着目するのでなく，成長発育全体を総合的に捉え，子どもや保護者に多様なアプローチを行うことが求められています．臨床では，乳幼児の各時期での成長発育の特徴を理解し，子どもの発育を促す指導や見守りが必要となります．

アプローチのポイント

① 乳児期前半（哺乳期）
・口腔領域の機能と形態の発達の過程を理解し，哺乳や摂食に関する基本的な事柄を保護者に指導する
・特に哺乳にかかわる原始反射の消失と離乳の準備にかかわる乳児の発達行動，それに伴う対応について指導を行うとよい

② 乳児期後半（離乳期）
・離乳開始の目安と離乳開始から完了までの食べ方の発達について指導する
・離乳の進め方について，口腔の形態の成長による変化と摂食機能の発達を関連させながら指導する

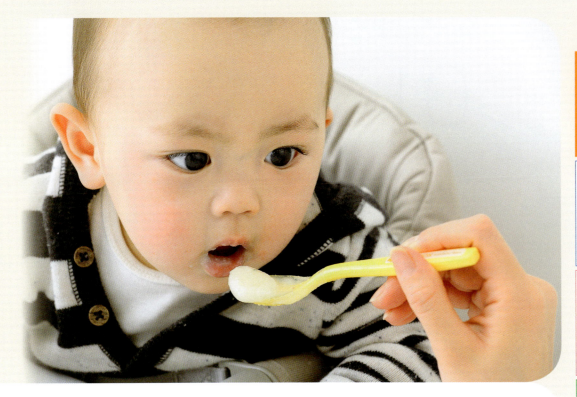

③ 幼児期前半（1歳6カ月〜3歳）
・離乳期をとおして獲得した摂食に関する基本的な動きに加え，乳臼歯の萌出に合わせた咀嚼・嚥下・呼吸・発音などの口腔機能が発揮できるように指導する
・この時期にみられる口腔習癖が摂食機能に及ぼす影響について，育児環境や心理発達面などと関連させて保護者に伝える

④ 幼児期後半（3〜6歳）
・乳歯の萌出完了により歯列や顎顔面の形態が整う
・十分な摂食機能が発揮できるような食環境づくりと，これまでに獲得してきた摂食機能を基礎とし，十分な口腔機能が営めるように口の健康について積極的に指導する

　口腔機能は，さまざまな環境と相互に作用し合いながら，長い学習期間を経て習慣化されていきます．「乳幼児期」のパートでは診療室で乳幼児期の口腔機能の発育状況をチェックし，介入していくことで，どのように口腔機能の発達を促し，異常な口腔機能の定着を防ぎ，不正咬合の誘発を軽減させていくことができるかについて紹介します．また，口腔機能の発達を阻害する要因（表）が認められる場合の早期対応についても解説します．

・口腔習癖
・口呼吸
・舌小帯，上唇小帯の付着異常
・口腔機能の発育を妨げる不正咬合　など

表　口腔機能の発達を阻害する要因

Q.01 乳幼児期の口腔機能を診療室でどのようにチェックしますか?

A. 乳幼児期の子どもたちに対しては，発育を経年的にサポートし，口腔管理の習慣づけを行う役割を果たすことが大切です．もちろん，すでに顕在化している口腔機能の問題があれば，保護者の不安や心配ごとに応え，対処していく必要があります．その際に，「母子健康手帳」をうまく活かすとよいでしょう．

川端順子（歯科衛生士，カノミ矯正歯科クリニック）

母子健康手帳の活用

　歯科医師・歯科衛生士は「口の発育や健康」「食べること」の専門職として，他職種と連携する必要があります．その際，母子健康手帳を活用した指導が非常に有効です．乳幼児期の子どもの診察時には母子健康手帳を持参していただくことを推奨しましょう（図1）．

　母子健康手帳は，日本を含めた世界30カ国で長期にわたり使用されてきた実績があり，保護者からも厚い信頼を得ています．また，乳幼児期から小児期に至るまで年齢ごとに子どもの発達を確認できるようになっており，その内容も時代背景に合わせて改訂され，変化しています．近年は歯科に関する項目も多く反映され，乳幼児期のむし歯予防のための食事の注意点や食べる機能の発達に関することも記載されています．

　内容は自治体により多少異なりますが，厚生労働省や各自治体のホームページで確認することができます．手帳に挟まれている「育児のしおり」にも，わかりやすく育児のアドバイスが掲載されています．

　私たちの臨床現場では，継続的な歯科健診を行い，母子健康手帳の内容から，子ども

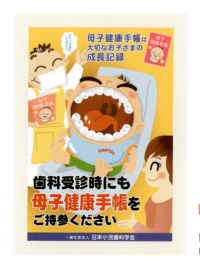
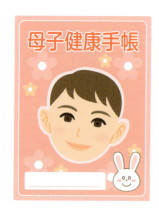

図1 歯科医院への母子健康手帳の持参を促すポスター
日本小児歯科学会のホームページよりダウンロードできる

の健康状態を知るとともに，保護者とともに子どもの育ちを考え，見守る姿勢で対応することが大切です．

指導前の注意点

乳幼児期における口腔領域の発育は著しく（図2），その発育には個人差があり，月齢どおりではないことが多くあります．そのため，口腔機能に対する指導前には哺乳期，離乳食期，幼児食期の摂食・嚥下機能の獲得・発達・習熟の過程を熟知し，個々の子どもに合わせた口腔機能の発達を促す指導が行えるように準備しておくことが大切です（p.24～「MFTを行ううえで知っておきたい摂食嚥下の基礎知識」参照）．

口腔機能を高めるための指導例

母子健康手帳の年齢ごとに掲載されている保護者の記録ページには，以下の括弧内に示すような口腔機能の状態を確認できる多くの質問が掲載されています．その内容を参考に，保護者へのアドバイス・支援を行っていきましょう．

1歳ごろまで

- 口腔ケアの開始のアドバイス
  → 頬や口の周りを触ったり，歯肉をマッサージするなど，子どもが口腔周囲を触られることに慣れるようにしましょう．口のケアをガーゼなどを用いて行ってもらいましょう．
- 「離乳は順調にすすんでいますか」
  → 9～10カ月ごろから歯肉でつぶせる硬さのものが食べられるようになります．また自分で食べたいという意欲が現れ，手指と口の動きの協調発達により，手づかみ食べも盛んになる時期です．こぼしたり散らかしたりと上手に食べられないかもしれませんが，手づかみ食べは食べる楽しさと口の機能を高めるためにとても大事な過程であることを伝えましょう．

1歳6カ月～2歳ごろ

- うがいの練習
  → 口唇の機能をつかうブクブクうがいの練習をすこしずつ始めるようにアドバイスしましょう．
- 「哺乳ビンを使っていますか」
  → 手指機能が発達して，"すすり飲み"ができるようになるとコップが使えるようになります．「コップでこぼされるとたいへん」という理由で，哺乳ビンでのむ習慣をやめることができずにいる場合も多いものです．口唇でしっかりコップを挟む機能を高めるためにコップの使用を勧めましょう．
- 「発語の状況はどうですか？」
  → 発語機能には個人差がありますのであまり深くは追及しませんが，徐々に話せる単語が増えてきます．
  例）「ママ」，「ブーブー」など上下の口唇を使った口唇音や，舌尖を上の前歯のすぐ後ろに押しつけ舌を離すときに発音する「ダ」「タ」など舌尖の挙上が上手になってきているかなどを確認します．

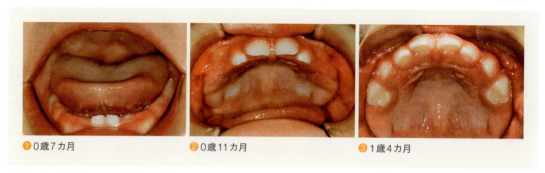

❶ 0歳7カ月　❷ 0歳11カ月　❸ 1歳4カ月

図2　0〜3歳までの口腔内の一例
この時期は口腔内の形態が大きく変化する

- **食具の使用状況**　「スプーンを使って自分で食べますか」
  → 口唇を使って上手にスプーン上の食物をとり込んでいるか（捕食），のみ込むときに口唇を閉じているかなどを確認します．このような動きは，乳児嚥下から成人嚥下への移行や，舌の突出が減り下顎が安定するなど，将来の咀嚼の動きを学習するための環境へとつながります．いまが重要な時期であることを理解し，チェックしましょう．

3歳ごろ

- 「よくかんで食べる習慣はありますか」
  → 保護者はむし歯や歯並びなどの問題に着目しやすい時期ですが，乳歯の萌出が完了して摂食機能の習熟期にあたり，口腔機能をより高めていく重要な時期でもあります．よく噛んで食べることを勧めましょう．
- **口腔機能に未熟なところがないかチェックする**
  口唇や前歯を使って捕食できているか
  乳臼歯での咀嚼が十分行われているか
  咀嚼された食べ物をのみ込みやすいように舌の中央に集めることができているか
  口蓋に舌を挙上し食物を後方へ送り込み，嚥下できているか
  上記のような食環境の問題や摂食行動パターン，日常の生活リズムにも考慮し指導を行います．
- 「いつも指しゃぶりをしていますか」
  → 指しゃぶり，おしゃぶりの使用，舌を出す，口唇をかむ，爪や布をかむ，下顎を前に出してかむなど，ほかの口腔習癖についてもチェックします．3歳を過ぎても口腔習癖が長期継続している場合は，顎の成長・発育によくない影響を及ぼすことや，歯列不正，口唇の閉鎖不全等の原因になることがありますので注意します．しかし，口腔習癖は発達期の生理的なもので自然に頻度が減ってくる場合もあるため，経過をみながら保護者に不安を与えるような指導にならないようにすることが大切です（　指導例はp.58〜「乳幼児の指しゃぶりに対してどのようなアドバイスをしますか？」参照）．
- 「かみ合わせや歯並びで気になることがありますか」
  → このころに乳歯列が完成し，永久歯が萌出し，交換する6歳ごろまでの間，口腔内の形態が安定する時期が続きます．この時期には口腔の形態と機能の両面からのチェックが必要です．歯列不正は口腔機能の学習を阻害する要因となります（

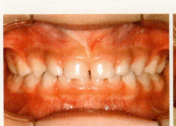
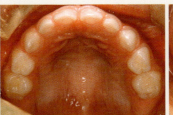
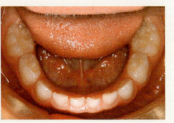

❹ 3歳ごろに乳歯列が完成し，口腔内の形態が安定する

詳細はp.64～「早期対応が必要な乳幼児の不正咬合にはどのようなものがありますか」参照）．

4歳ごろ

- 「口ゆすぎ（ぶくぶくうがい）をしますか」
  → 2歳ごろからうがいを勧めますが，4歳ごろになってもできない場合には，口唇の機能が弱いことが疑われます．口に含んだ水をのみ込んでしまう，またはすぐに口の外に出してしまい，口の中に水を保持することができないなどの問題がないかチェックします．うがいは口唇や頬の筋肉の発達にかかわっています（ うがいの練習方法はp.61参照）．

- 「いつも指しゃぶりをしていますか」
  → 昼間でも頻繁に指しゃぶりをしているなど，気がかりな指しゃぶりが継続している場合は積極的なはたらきかけをしていく必要があります．子どもの生活環境に心理的な問題がある，または疑われる場合には指導に入る前に小児神経科医や臨床心理士に相談しましょう．

5歳ごろ

- 「はっきりした発音で話ができますか」
  → 食べる機能と同じく構音の機能も，顎と舌の協調運動を学習することで発達します．日常の会話に問題があれば就学前に言語聴覚士による言語療法も必要となります．また，口の器質的な問題（口唇裂・口蓋裂，舌小帯付着異常，歯列不正など）がないかチェックしましょう．そして，話をするときに下顎や舌が側方に偏位する（側音化構音），前方位をとることで発音に問題がある，舌尖や舌後方部が挙上しないことで歯茎音や奥舌音が正しく発音できない等の問題がある場合には，顎と舌の協調運動や舌の動きを促すトレーニングを行うことが有効です．

6歳ごろ

- 「永久歯（第一大臼歯）は生えましたか」
  → 第一大臼歯の萌出後，乳臼歯でしっかり咀嚼することの大切さを再確認するよう指導を行っていきます．これまでに習熟してきた摂食機能が，歯の交換に伴う口腔内の変化により，不安定になりやすい時期です．前歯が抜けて前歯でかじり取りがしにくいことも多くなるので，前歯の状態についても確認しましょう．

Q.02 乳幼児の指しゃぶりに対してどのようなアドバイスをしますか?

A. 乳児期および幼児期前半(1～2歳代)の指しゃぶりは,基本的には生理的な行為とその延長ですので,見守るようにアドバイスします.ただ,子どもが指しゃぶり以外のいろいろなものごとに興味をもてるように,生活環境調整やはたらきかけをすることは大切でしょう.幼児期後半(3～5歳代)は,指しゃぶりが「癖」として子どもの生活に定着してくる時期ですので,子どもの生活環境や性格などを考慮したうえで,もうすこし積極的なはたらきかけが必要になります.

井上美津子(昭和大学歯学部小児成育歯科学講座　客員教授)

胎児も指しゃぶりをする?

超音波による観察では,胎生14～15週を過ぎると胎児が手を口にもっていく動きが,20週ごろには指を口に入れてしゃぶる様子がみられます.「指をしゃぶりながら羊水をのみ込む」という行為を通じて,胎児は哺乳に必要な反射を成熟させています.

乳児期の指しゃぶり

生後2～4カ月ごろには,ほとんどの子どもに一過性の指しゃぶりがみられます.この時期には,どの指と限らずしゃぶったり,こぶしのまましゃぶる子どももいます(図1).指を吸うことで得られる感覚的満足や精神的安定は哺乳時の吸啜とも共通するため,吸啜本能の強い子どもではしゃぶる時間が長くなります.4～5カ月ごろからは,手や指ばかりでなく身の回りのものをなんでも口にもっていき,なめ,しゃぶる「口遊び」が盛んになります.このような口遊びは口の随意的な動きの発達を促し,また哺乳反射を減弱させて離乳の準備を整えます.生後半年ごろには離乳が開始され,乳歯の萌出が開始します.離乳期には,口の動きも「吸う(吸啜)」から「噛む(咀嚼)」へ移行し,しゃぶる行為の機能発達面での意義も徐々に失われてきます.おもちゃを手に持って遊んだり,話しかけに声を出して応じたりと,手や口が周囲とのかかわりで培われていくなかで,一人遊び的な指しゃぶりの頻度は減ってきます.

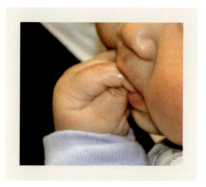

図1　2～4カ月児にみられる指しゃぶり

このように，乳児期の指しゃぶりは発達的意義の大きいものですので，見守っていけばよいと思われます．4～5カ月ごろになったら，清潔で安全な玩具などを与えて，指以外の物での口遊びを十分やらせてあげることが勧められます．

幼児期前半（1～2歳代）の指しゃぶり

1歳半ごろには，一人歩きで行動範囲が広がり，言葉によるコミュニケーションも始まるため，子どもが自発的に活動している場面での指しゃぶりは減ってきます．ただし，新しい体験をする機会も多くなるため，緊張や不安を鎮めるための指しゃぶりの必要性が高まります．我々の調査でも，1歳代ではほとんどの子どもに何らかのしゃぶる行為がみられ，指しゃぶりは2歳まで続く割合がもっとも高いものでした（表）．

発語や言葉を覚え，運動機能も高まる1～2歳代には，周囲とのコミュニケーションや遊びの広がりのなかで，指しゃぶりの頻度を減らしていく対応が望まれます．まだ生理的なしゃぶる行為の延長ですので，あまり神経質にならずに子どもの生活全体を温かく見守る姿勢が大切です．そのうえで，外遊びの機会を増やしたり，おしゃべりやスキンシップを図ったりして，指しゃぶりより楽しい時間を増やしてあげましょう．おしゃぶりを与えることで指しゃぶりをやめさせようというアプローチも考えられますが，子どもの状況が変わらなければおしゃぶりでも習癖化がみられ，2歳以降も常用すると咬合異常を生じやすいことが報告されています．

幼児期後半（3～5歳代）の指しゃぶり

3歳を過ぎると，保育園や幼稚園での集団生活の体験により社会性が発達し，また，言葉による理解や表現力も高まります．遊びや周囲とのおしゃべりで手や口を使う機会が増え，活発な仲間遊びのなかで指しゃぶりの頻度は自然に減少します．一方，周囲のものごとへの興味が少なかったり，不安・緊張が強かったり，楽しく活動できる場が少ない子どもでは，指しゃぶりへの依存が高まって習癖化することもあります．この時期まで続く指しゃぶりは親指しゃぶりが多くみられ（図2），歯列や咬合への影響が生じやすくなります．

3歳以降も継続する指しゃぶりには，日常の生活リズムを整えたり，外遊びなどでエネルギーを発散させたりすることで，頻度を減らしていく対応が望まれます．また，歯並びへの影響を説明されることで，自らやめようとする子どもも出てきます．しかし，4～5歳になっても日中頻繁に指しゃぶりがみられる場合にはもうすこし積極的な対応が必要になり，発達状況などを考慮しながら，生活環境を整えることや周囲からのかかわり方を工夫することで，子どもが自らの力で乗り越えるのをサポートします．

	1歳2カ月児	2歳0カ月児
指しゃぶりあり	30.1%	23.6%
おしゃぶりあり	25.5%	16.0%
タオル・ガーゼしゃぶりあり	9.8%	4.8%
母乳継続	23.4%	3.6%
哺乳ビン継続	41.6%	5.2%
	（286名）	（250名）

表　指しゃぶりの頻度
　　（都内K保健所でのアンケート調査から）

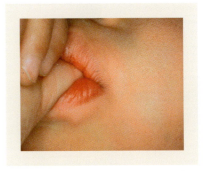

図2　指しゃぶりを継続している3歳児
　　（親指しゃぶりが多くみられる）

Q.03 口がポカンと開いている乳幼児にはどのように対応しますか？

A. 口呼吸の対応では，鼻やのどの病気やアレルギーなどがないかどうか保護者に問診を行い，鼻の通気やのどの診査を行います．鼻閉や扁桃肥大があっても，症状が顕著でなければ耳鼻咽喉科を受診していないケースが多くみられます．診察時に気道の問題が認められた場合には，耳鼻咽喉科への受診を勧め，積極的な治療を行ってもらいます．しかし，このような問題がないにもかかわらず，口がポカンと開いている，口呼吸の習慣がある子どもは，口唇の閉鎖力が弱く，舌も低位にあります．また，たまった唾液を上手にのみ込めず，口から唾液が流れ出てしまうため流涎も起こりやすくなります．口呼吸の習慣は子どもの口腔機能の習熟を妨げると考えられるため，口唇閉鎖を促すリップトレーニングに加えて，妨げられた口唇の機能を積極的に改善していくことが必要です．

嘉ノ海龍三・川端順子（歯科医師・歯科衛生士，カノミ矯正歯科クリニック）

口呼吸の習慣がある乳幼児の特徴と対応

口の周りの筋肉が弱い，口唇が乾燥している，口角が荒れている，上唇が上向きに翻転しているなどの特徴がみられます（図1）．

口を閉じる習慣をつけるためには，口唇閉鎖の指導に加えて，妨げられた口唇の機能を積極的に改善していきます．

①捕食

乳犬歯部や乳臼歯部でかじり取る動きや，舌を前方に出して食物を迎えにいくような誤った動きをなくすため，口唇を閉じて食物を捕らえることができるようにします．一口量が多くならないように，手づかみで食物のかじり取りが習熟できるようアドバイスします．

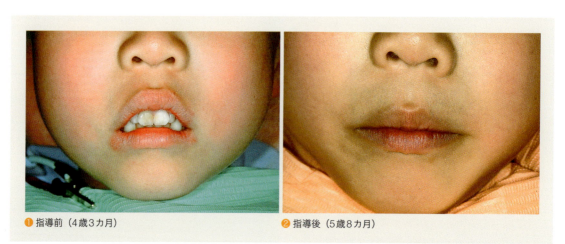

❶ 指導前（4歳3カ月）　　❷ 指導後（5歳8カ月）

図1 口呼吸をしている幼児

②咀嚼

口を開けたまま前方部で咀嚼する誤った動きを，口を閉じて，臼歯部で食物を保持して咀嚼できるように指導します．

③嚥下

口を開けたまま舌を突出して嚥下する・下唇を巻き込み嚥下する誤った動きを，口を閉じて臼歯を咬合して嚥下できるように指導します．

④スプーンの使い方

口が開いていると，口唇をうまくつかうことができず，スプーンを歯で咬んでしまう，うまく食物をとり込めないなどの様子がみられます．平らなスプーンの前方部にのせた食物を上下口唇で挟み，食物を捕えられるように指導します．

⑤コップの使い方

口唇でコップをしっかりと挟むことができずに，歯にコップが「コツン」と接触する音がしたり，頰に多くの水を含みすぎる場合は，口唇や舌が正しく機能していません．とり込み時に口唇閉鎖を促して上口唇で水分量を感知させ，口唇を閉じて舌が口蓋につきやすい状態にして飲めるようにします．

⑥うがい

口唇が閉じられないと，水を口の中にためることもできません．口唇の筋力強化を促し，ブクブクうがいができるように指導します（図2）．口唇を閉じる→空気を口の中にためる→水を口の中にためる→水を左・右，上口唇，下口唇の順番でこぼさないように移動できるように指導します．

このような日常の生活習慣にかかわる口腔機能への指導は，口腔周囲の機能を高めると同時に，毎日行うことで効果が現れ，習慣化にもつながります．また，口唇閉鎖が適切にできることで，舌位を改善し，正しい嚥下へ導く効果も期待できます．さらに，子どもの協力が得られる場合は，MFTのリップエクササイズも行うとよいでしょう（p.14参照）．

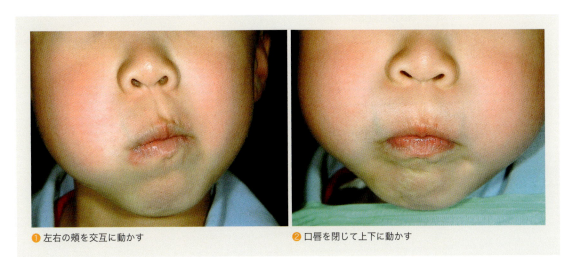

❶ 左右の頰を交互に動かす　　❷ 口唇を閉じて上下に動かす

図2　ブクブクうがいの指導

Q.04 乳幼児の小帯付着異常に対してどのように対応しますか？

A. 上唇小帯の付着異常は，前歯の永久歯萌出後に切除術の必要性を判断します．経過観察時期はプラークが停滞しやすく，ブラッシングが行いにくくなるため，保護者に上唇小帯を排除しながら行うブラッシングを指導するとともに，上唇を下方に伸ばす，口唇をすぼめ収縮させるトレーニングを積極的に指導するとよいでしょう．

舌小帯付着異常では，授乳困難な場合を除き，3～4歳ごろに切除術の適応を判断するために，舌の基礎的な運動機能を確認します．この際，舌の運動障害や発音障害が確認される場合は，舌小帯切除術を行います．

嘉ノ海龍三・川端順子（歯科医師・歯科衛生士，カノミ矯正歯科クリニック）

上唇小帯への対応

上唇小帯は出生時には大きく，付着部も歯槽頂部の近くになりますが，乳歯の萌出に伴い，通常は退縮します（図1）．乳歯列が完成する時期を過ぎても，上唇小帯の肥厚や付着異常により乳中切歯間に隙間が認められる場合は，6～7歳の永久歯萌出後に改めて診断し，上唇小帯の切除の必要性を判断します．上唇小帯が歯冠側の歯肉付近に付着している場合は上唇の伸展や運動が阻害されるため，口唇の閉鎖不全を引き起こすことがあります（図2）．

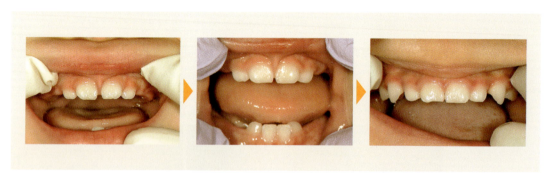

図1　乳前歯萌出に伴い上唇小帯の付着部位が徐々に上に移動し，正中の歯間空隙が閉じている様子

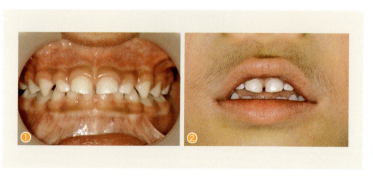

図2　上唇小帯による歯間空隙（❶）と口唇の閉鎖不全（❷）

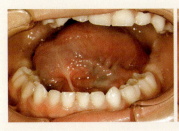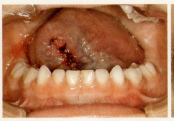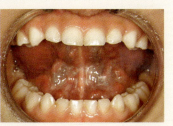

図3 舌小帯切除術を必要とした症例
咀嚼嚥下障害，発音障害など機能面から問題が起こっていたため，舌小帯切除術を行った

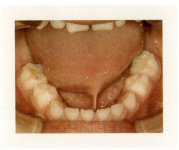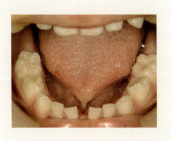

図4 舌小帯が舌尖付近に付着している症例
舌を左右にコントロールできない

図5 舌小帯が下顎歯槽堤に付着している症例
下顎前歯に離開がある

舌小帯への対応

　舌小帯の短縮や付着異常があると，舌の動きが抑制され，哺乳，咀嚼，嚥下，発音時に舌の運動機能障害を引き起こします．舌の挙上が難しいため，舌の前方突出や低位舌の原因となり，嚥下時に下顎前歯が前方に押され歯並びにも影響があります．新生児期に授乳困難な場合には，出産後すぐに舌小帯切除術を行う場合があります．その後は3～4歳ごろに舌小帯切除を行うかどうかを判断するために，機能の診査もかねて舌の基礎的な運動機能を確認します．この診査は，舌を前に出す，舌を左右に動かす，舌と口蓋で「ポン」と音を鳴らすなどで，幼児期の子どもでも行えます．なかにはこの運動を行うことで，舌小帯の伸展がみられ手術が必要なくなる場合もあります．このとき，舌に著しい運動障害が確認される場合は，舌小帯切除術を行ったほうがよいでしょう．また，舌小帯切除術を必要とする場合でも，この診査を行うことが術前の舌挙上トレーニングになり，舌小帯の伸展と術後の瘢痕化防止の効果が期待できます（図3）．

舌小帯の付着異常による咀嚼嚥下障害

　摂食機能の習熟期に，舌小帯が短いことで舌を左右にうまく動かせないと，食塊形成中に臼歯に食物を送ることができないため，咀嚼運動が適切にできません．このような場合では，舌を口蓋に挙上できないかわりに，嚥下時に舌を前方に突出してしまいます（図4，5）．

発音障害

　舌小帯付着異常があると，構音が完成する5～6歳ごろまでに発音がうまく獲得されないことがあります．具体的には舌尖を用いて発音するサ，タ，ナ，ラ行などが舌たらずな発音になります．発音の障害は機能面だけでなく，友だちとの会話にも消極的になってしまい精神面にも影響する場合があります．まずは舌小帯を伸展させるトレーニングや切除1週間後に舌の挙上訓練と舌筋強化を行い，舌の運動範囲を広げていきます．これにより，舌小帯付着異常による発音障害の改善が期待できます．

Q.05 早期対応が必要な乳幼児の不正咬合にはどのようなものがありますか？

A. 不正咬合には遺伝的な要因も関与しますが，生後の環境要因による歯並びや顎顔面の形態の成長発育が深く関連します．幼児期後半(3～6歳)にみられる「開咬」「反対咬合」「過蓋咬合」「交叉咬合」「上顎歯列の狭窄」などの不正咬合は，食べ方や話し方にも影響します．そして，矯正治療によって形態が改善できたとしても，口腔機能に問題が残れば咬合が不安定となり，将来の歯列や顎顔面の発育に影響を及ぼしてしまう可能性もあります．そのため，不正咬合に対しては機能面と形態面の両面からの対応が必要になります．

嘉ノ海龍三・川端順子(歯科医師・歯科衛生士，カノミ矯正歯科クリニック)

開咬

指しゃぶりが4～5歳以降まで続くと，前歯が咬み合わない開咬症状を呈することがあります(図1)．原因である「指しゃぶり」をやめさせることを優先して指導を行うことが望ましい対応です(p.58～「乳幼児の指しゃぶりに対してどのようなアドバイスをしますか？」参照)．しかし，指しゃぶりをやめても開咬症状が残ることも多くあります．これは，指しゃぶりの影響により，安静時に舌が低位となり，嚥下時にも舌が突出しやすくなるからです．そして，前歯の開咬部での捕食がうまくできず，口唇の閉鎖も不十分となり，未熟な口腔機能の状態が定着し，構音や口元の突出にも影響しやすくなります．そのため，舌の挙上や口唇のトレーニングを行い，正しい嚥下の習慣化を図ることが必要になります．

反対咬合

乳歯列期の反対咬合(図2)には上顎骨の劣成長によるもの，機能的に下顎が前方位をとるもの，下顎前歯の歯軸が前傾したもの，またそれらが複合しているものなどがあります．骨格的な改善が必要な場合には，まず上顎の前方牽引や歯列拡大による形態の改善を行い，被蓋が改善した後，口腔機能の向上を目指すのが望ましいでしょう．反対咬合の状態では臼歯での磨りつぶしがうまく行えず，前歯部での咬合干渉を起こしやす

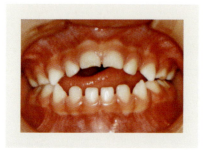

図1　開咬

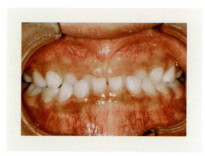

図2　反対咬合

く，下顎と舌の協調運動が上手く行えないため，よくない咀嚼パターンが定着してしまうからです．

また，多くの反対咬合の乳幼児は，安静時に舌が低位だと，前方に下顎を押し出すような嚥下をしています．乳臼歯で十分な咀嚼機能が発揮できるようにし，舌の挙上と舌位の改善，正しい嚥下パターン習得のためのトレーニングを行います．前方部での捕食時，口唇が上手くつかえておらず，上唇が短く（ショートリップ），下唇が弛緩している場合には，上唇を伸ばす，口唇の力を強化するトレーニングを行います．

過蓋咬合

前歯の被蓋が深く，下顎前歯が見えない咬合状態です（図3）．下顎が後退している場合，下顎が小さい場合もあります．ほかの不正咬合に比べ，保護者も正常ではないと気づかないことが多く，口腔機能の問題が発覚しにくいのです．過蓋咬合の患者さんでは前歯で捕食時に下顎を前方に大きくずらし食物をかじりとる，下顎を後退させ臼歯で咀嚼することから，前歯や臼歯の咬耗がよくみられます．また，臼歯を咬み合わせずに下唇を巻き込むような嚥下パターンも現れます．そのような口腔機能の定着が下顎の前方への成長・発育を抑制し，永久歯列の交換に伴い顕著な過蓋咬合へと移行してしまうこともあります．乳歯列期の過蓋咬合では，ほかの歯列不正のように積極的な矯正治療が行われることは少ないのですが，正しい嚥下を習慣化させ，下顎の前方成長を妨げるような習慣がないかどうかをチェックしていくことが必要です．

交叉咬合，上顎歯列の狭窄

上下臼歯部の水平的な被蓋関係に問題のある交叉咬合（図4）では，上顎歯列の狭窄（図5）がみられます．左右の骨格のずれによる下顎側方偏位は，指しゃぶり，鼻閉，口呼吸による低舌位が原因となって上顎歯列が狭窄した結果起こることがあります．乳臼歯の噛む機能が正しく発揮できるように，早期に上顎歯列の側方拡大を行って形態を改善した後，偏咀嚼等の習慣を改善するトレーニングを行います．また，拡大された上顎歯列弓内に舌全体が収まるように舌の挙上のトレーニングを行います．この際，舌が左右均等に挙上できているかどうかも確認し，口を閉じて鼻呼吸を行うよう指導します．咀嚼筋や口唇の筋力を高めるように指導しながら，将来，顎顔面の対称性に影響しないよう十分に経過観察を行っていきます．

不正咬合の治療後には舌と頬と下顎の動きを協調させていく指導が欠かせません．日常での食事が正しい機能を習熟するよい機会となるように，正しい咀嚼・嚥下の習得を促す指導を積極的に取り入れることが必要です．

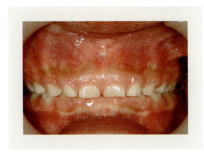

図3　過蓋咬合

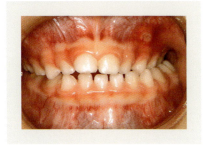

図4　交叉咬合

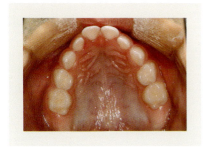

図5　上顎歯列の狭窄

COLUMN

食育～噛む側からのアプローチ

茂木悦子（歯科医師，東京歯科大学客員教授，白山きりん子ども矯正歯科）

「食育」において歯科は，歯を守る，正しい食べ方を学ぶ，食べ物をよく噛むことなどを伝える，さまざまな形の啓発活動に取り組んでいます（図1）．

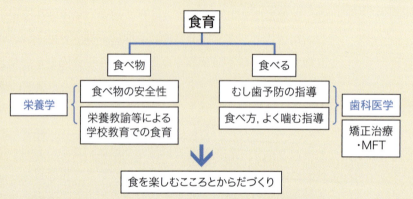

図1 「食育」における歯科の役割は"食べる側"の支援となる

歯を守る，正しい食べ方を学ぶ

厚生労働省による平成28年（2016年）の歯科疾患実態調査によると，日本人の20歳時点での1人平均DMF歯数は5.9本となっています．12歳の1人平均齲歯数が0.8本（文部科学省：平成28年学校保健統計調査）となっているのにもかかわらず，この間の増加は何が原因なのだろうと考えざるを得ません．

1つの因子として，この時期，食の管理が親から子ども自身へと変わり，食に対する自由度が高まることが考えられます．時間管理もその1つで，食事時間以外に間食をだらだら食べている子どもも少なくありません．

むし歯の原因を「細菌」，「食べ物」，「宿主」の3因子とする「カイスの輪」が知られていますが，これには第4の要素として時間（図2）が加えられています．口の中の唾液はpH6.8でほぼ中性を保っていますが，飲食を行うとpHが酸性に傾き，この間，エナメル質は脱灰の危険にされされます．元のpHに戻るまでに20分程度要することを示したものが「ステファンカーブ」（図3)[1]で，だらだら飲食することに警鐘を鳴らしたものです．唾液の役割とともに，飲食のタイミングについて指導することも歯科における「食育」であると考えられます．

正しい食べ方，口唇を閉鎖して噛む

口唇を閉じて食べることは食事のマナー上も必要ですが，食べ物と唾液をよく混ぜるうえでも重要です．咀嚼の初期は口を閉じて噛むほうが口を

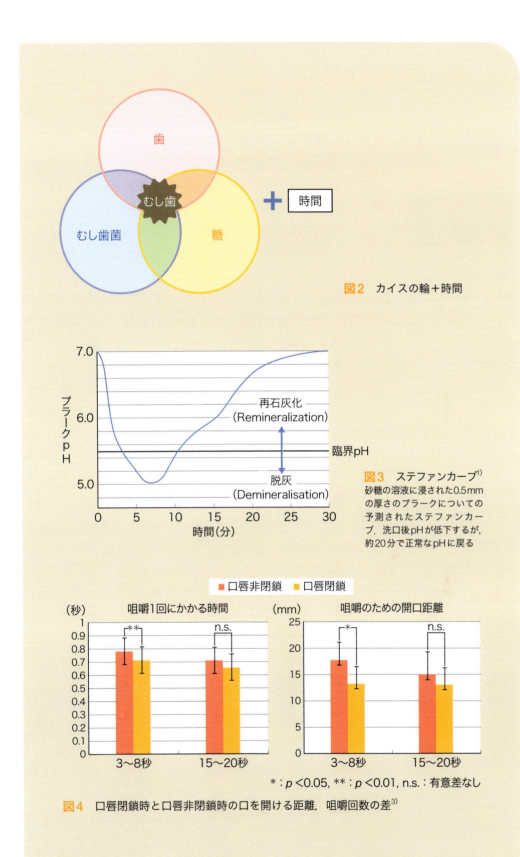

図2 カイスの輪＋時間

図3 ステファンカーブ[1]
砂糖の溶液に浸された0.5mmの厚さのプラークについての予測されたステファンカーブ．洗口後pHが低下するが，約20分で正常なpHに戻る

＊：$p<0.05$, ＊＊：$p<0.01$, n.s.：有意差なし

図4 口唇閉鎖時と口唇非閉鎖時の口を開ける距離，咀嚼回数の差[3]

開けて食べるより，開口距離は短く，単位時間の咀嚼数が多く，より細かく粉砕できるということを示した研究結果があります（図4）[3]．口唇を閉じて噛むことは，よく噛まずにのみ込んでしまう子ども対して，よりよい咀嚼を促すうえで特によい動機づけになるものと思います．

よく噛む，30回噛む？

正しい咀嚼のために「一口につき30回噛む」という説がありますが，ある保育園でこれを体験するために1人1枚のキュウリを30回噛んでみようと試したところ30回前に食べ終わってしまったそうです[4]．指標となる数字を掲げることはある意味有効だと考えられますが，どんな食べ物も30回噛むというわけではありません．

米国の富豪ホーレス・フレッチャーの健康法「フレッチャーイズム」[5]はよく噛むことを提唱したことで広く知られています．何をしても痩せなかった100kgの体重を，彼は本当に空腹を感じたときだけ，新鮮なものをシンプルに調理し，ゆっくり味わいながらよく噛んで食べることなどを実行して健康な身体を手に入れました．まさに「食育」を身をもって実践した人といっても過言ではありません．

食育における歯科の役割をもっとアピールしていくことが必要であることは間違いないでしょう．終わりに，黒岩比佐子著『食育のススメ』[6]に食育を盛んに唱えた小説『食道楽』の作者・村井弦齋（1864〜1927）の話が詳しく書かれているのでご紹介します．

弦齋の分身とされる主人公の中川は，結婚相手からの質問に答えて次のように語ります．「世間では何のために歯を磨くのかをよく考えずに，ただ表面を擦る人が多いが，あれは衛生上よくない．歯は必ず表と裏と中のくぼみの3点を掃除しなければならない」「そうしないと，歯の間やくぼんだ所に食物の残片がはさまり，腐敗して悪い細菌を生じ，その細菌が歯の骨質を腐蝕する．その腐蝕した所にまた食物が溜まり，悪いガスが生じて歯の神経を刺激する．それで歯が痛くなるのです」──．さらに弦齋は『食道楽』の執筆以後もさまざまな実験を試み，食に関する3つの原則（表）を整理しました．これは現在の食育基本法が目指していることとほとんど差がない，と黒岩は述べています．

〈食物の原則〉
第一　成るべく新鮮のもの
第二　成るべく生のもの
第三　成るべく天然に近きもの
第四　成るべく寿命の長きもの
第五　成るべく組織の稠密なるもの
第六　成るべく若きもの
第七　成るべく場所に近きもの
第八　成るべく刺戟の寡（すくな）きもの

〈料理の原則〉
第一　天然の味を失わざる事
第二　天然の配合に近からしむる事
第三　消化と排泄との調和を謀（はか）る事
第四　五美を具（そな）うる事
（五美とは味の美，香の美，色の美，形の美，器の美のこと）

〈食事法の原則〉
第一　飢（うえ）を待って食すべき事
第二　良く咀嚼（そしゃく）する事
第三　腹八分目に食する事
第四　天然を標準とする事

表 村井弦齋による「食の3原則」

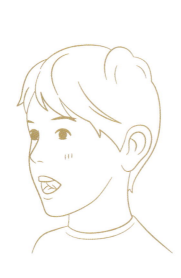

学齢期

学齢期の口腔機能とMFT

大野粛英(歯科医師,大野矯正クリニック)

学齢期の特徴

　学童期と思春期における「噛む」「のみ込む」「呼吸する」「話す」などの口腔機能の障害や機能低下は,歯並びや顎顔面の骨格だけでなく,心理面にも影響を及ぼします.そのため,歯科医師や歯科衛生士が早期に口腔機能の異常をみつけて助言し,機能の回復訓練を行うことで正常な発育を促していく必要があります(図).

　学童期や思春期の成長発育期には,口腔の機能異常が進行し悪化していく傾向があるため,次のような点を考慮してMFTの指導を行います.

① 学童期,思春期の成長発育期を口腔機能を改善するよいチャンスと捉える
② 成長発育期の子どもがもっている潜在能力や自然回復力を有効に活用する

　指導面からみると,一般に小学校低学年までは扱いやすいのですが,思春期(小学校

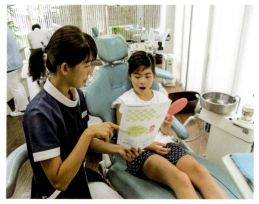

図　診療室でのMFTの指導風景

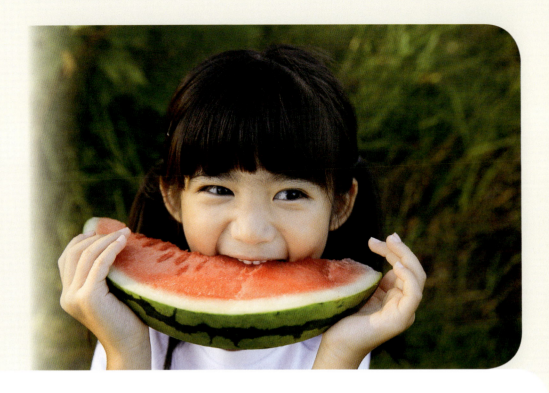

高学年から中学生）となると対応が難しくなり，指導の場面で困惑することが少なくありません．この大事な時期には，本人の努力によって口腔内の問題を解決することが，ソーシャルスキル（社会的適応力）を身につけることにもつながります．学童期・思春期は将来の健康を考えた正しい口腔機能や生活習慣を自らの力で身につけるよいチャンスなのです．

アプローチのポイント

現代の子どもは，学習塾や部活などに追われて忙しく日々のゆとりがない生活環境にいます．子どもにより抱えている口腔機能の問題は異なるため，発達レベルに応じた説明や指導が必要になります．そのため，指導者もコミュニケーションのとり方やMFTの手法のスキルアップに努めなければなりません．

アプローチのポイントとしては，以下のようなことが挙げられます．

① 患者さん本人の努力とともに保護者の協力も必要不可欠である
② 忙しい生活環境のなかで，MFTに協力してもらえるよう工夫する

学童期・思春期の子どもを扱う指導者は，子どもたちの生活環境の複雑さを認識しておかなければなりません．MFT指導にも時間的な制約があるため，生活環境や子どもの性格などを考慮した対応を検討していく必要があるでしょう．

Q.01 口がポカンと開いている子どもが増えているって本当ですか？

A. 小児の患者さんを診ていると，しばしば安静時に口をポカンと開けている，口唇閉鎖不全の子どもを多く見かけます．その割合は年齢が上がるにつれ増加し，12歳時点では4割程度まで上昇することがわかりました．成長発達途上の小児においては，口唇閉鎖不全は口腔の形態的，機能的な成長発育に障害を与えるだけでなく，全身との関連性が示唆されており，早期の対応が勧められます．

齊藤一誠（朝日大学歯学部口腔構造機能発育学講座小児歯科学分野　教授）

口唇閉鎖不全の子どもが増えている

3～12歳の小児について，口唇閉鎖不全の実態とその関連項目に関する全国調査を行いました．アンケートは，「全身疾患の既往」「鼻・のど・耳の状態」「咬合状態」「飲食習慣」「口唇・歯肉」に関するものなど53項目で，保護者に記載してもらいました．すると，「日中よく口を開けている」小児の割合は30.7％でした（図1-❶）．年齢別では，3歳では2割弱ですが，年齢が上がるに従い割合は有意に増加傾向を示し，12歳の時点では4割程度まで上昇することがわかりました[1]（図1-❷）．

口唇閉鎖不全の原因，影響

上記の調査において，小児期における口唇閉鎖不全と関連のある項目を抽出したところ，相関の高い12項目をみいだすことができました（図2）．もっとも関連性が高かったのは，「唇にしまりがない」で，次に相関が高かったのが「口を開けて寝る」でした．これら2項目と「日中よく口を開けている」に該当する小児は，日常的に口呼吸を行っている可能性が疑われます．また，「口がよく渇く」と「上唇と下唇の間から歯が見える」が中程度の相関を示していました．

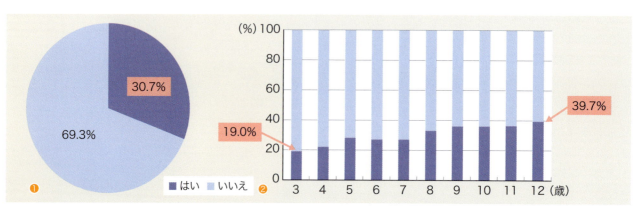

図1　口唇閉鎖不全の小児の割合と年齢別の変化[1]

項目	唇にしまりがない	口を開けて寝る	口がよく渇く	上唇と下唇の間から歯が見える
相関係数	0.602**	0.542**	0.385**	0.314**
項目	1分以上閉口できない	クチャクチャ音を立てて食べる	睡眠中鼻づまり	口を閉じて食べない
相関係数	0.257**	0.248**	0.237***	0.232***
項目	出っ歯だ	日中鼻づまり	昼、口臭あり	朝、口臭あり
相関係数	0.213**	0.227***	0.219**	0.209***

：$p<0.01$，*：$p<0.001$

図2 口唇閉鎖不全と関連する因子[1]

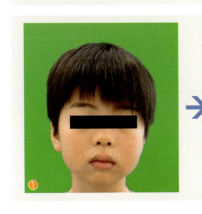
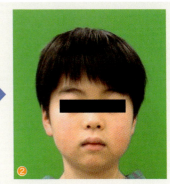

図3 2カ月間のトレーニングによる口唇形態の変化
❶ 初診時
❷ 2カ月後

口唇閉鎖不全への対策

　口唇閉鎖不全の診察では，医療面接により前述の因子の有無を抽出し，臨床所見とともに診断することになります．耳鼻咽喉科に関連する疾病が原因と考えられるなら，まずは専門科での疾病の改善を優先します．また，歯列や咬合に問題があり口唇閉鎖が難しい場合では，先に口唇閉鎖が可能となるよう矯正治療やMFTなどによる改善をお勧めすることもあります．

　口唇閉鎖不全への歯科的対応としては，口唇を閉じる習慣の確立，正常な舌位の認識と維持および正常な咀嚼と嚥下の確立などが挙げられます．また，口唇閉鎖力の測定も有効な口唇閉鎖不全の診断基準となります．成長期の小児においては，継続的に口唇閉鎖力を評価しますが，顎顔面の成長変化に対応した測定システムが必要です．口唇閉鎖力は，臨床検査法の1つとして定量化することができるので，診断基準が明確になるとともに，患者さんのモチベーションの維持にも役立ちます．

　図3の症例は6歳男児で，厚い上下口唇と舌突出癖が観察され，上下前歯の唇側傾斜と正中離開，口唇閉鎖力の低下を認めました．舌位の指導，舌突出癖の改善を目的とした指導，日常生活における口唇を閉じる意識づけおよび上下口唇を閉じて食事をするなどの指導とともに，2カ月間口腔周囲筋と表情筋の訓練を行いました．その結果，口唇閉鎖力の増強とともに，ゆるんで厚く見えていた上下口唇が引き締まるなど，口唇閉鎖不全の改善が認められました．また，その後の経過観察にて，口唇閉鎖の維持も良好でした．

　口唇閉鎖不全の改善後にも歯の交換や歯列・咬合の成長などに伴って再びみられる可能性があるため，患者さんおよび保護者への継続した意識づけと的確な指導が重要です．

Q.02 学童期の舌小帯付着異常に対してどのように対応しますか？

A. 学童期の子どもで舌小帯の付着異常が認められた場合，舌小帯の付着位置により違いはありますが，運動機能障害や嚥下・発音への影響，口腔内の自浄作用の低下などが考えられます．このような場合，外科的な「舌小帯切除術」が行われます．舌小帯切除術前後には，運動機能の改善や手術創の瘢痕化を防止するために，舌の挙上訓練を行う必要があります．舌小帯切除術を行うかどうかは，小帯の付着異常の種類，子どもの精神年齢などさまざまな面を考慮して判断します．

土屋さやか（歯科衛生士，大野矯正クリニック）

舌小帯付着異常とは？

「舌小帯短縮症」「舌小帯強直症」「舌小帯癒着症」など，さまざまな名称で呼ばれており，舌下にある小帯の付着部が舌尖部近くに位置し，口底部の付着が下顎舌側歯槽粘膜上部に位置している状態です．舌小帯付着異常の種類は，小帯が薄い粘膜様で舌運動障害が軽い「膜様束型」と，オトガイ舌筋下部と舌小帯が太く線維化し，舌運動障害の著しい「繊維束型」に分類できます．臨床的には膜様束型が4/5を占めています．

舌小帯付着異常による影響

舌小帯付着異常がある場合，舌の運動範囲が制限されるため，哺乳・咀嚼・嚥下障害や，発音障害，口腔内の自浄作用の低下などの運動機能障害を引き起こすことがあります．また，低位舌・舌前方位など舌位に影響を及ぼし，MFT指導を妨げ，不正咬合を誘発する原因となります．小学校高学年で舌小帯付着異常が認められた場合，舌をあまり動かさないことが習慣化されているため，無意識に硬い物や大きい食べ物を避け，よく噛まずにのみ込む，口を大きく開けずに話をするなどの傾向があります．小学校の「ことばの教室」などの通級指導教室へ通っている子どもで，発音がなかなか改善されない場合，舌小帯付着異常が認められることがあります．この場合も，舌小帯切除術とともに術前後の舌挙上訓練が必要になります．

舌小帯切除術を行う時期

乳児で授乳困難な場合には通常，出産後すぐに切除が行われますが，最適な時期は就学前の5～6歳ごろといわれています．その理由は，正しい発音をするためには，舌の運動が重要であり，言語発達の面からサ行，ラ行がほぼ完成する5～6歳までに舌小帯切除術を行い，舌の運動範囲を広げて口腔内環境を改善する必要があるからです．低学年の子どもの場合，恐怖心などからなかなか手術の決心がつかないこともあります．そのような場合には，子どもの協力の得られる年齢まで経過観察を行います．舌小帯付着

異常は,小学校の歯科健診においても見過ごされることがあり,高学年まで舌小帯付着異常に気がつかれないことも多いようです.高学年の子どもは,舌小帯付着異常による発音や食塊形成などへの影響を説明すると理解をしてもらえます.理解が得られれば問題なく切除術を行うことができます(表1, 2)

舌小帯切除術前後に指導するMFT

　舌小帯付着異常の舌は,発音や嚥下時に舌尖の運動が制限され,習慣的に舌を挙上しない状態が続いています.そのため,舌小帯切除術で舌の運動範囲を大きくして機能的な改善を図りますが,舌の正常な動きを獲得するためには,術前後に舌挙上訓練が必要となります(図).MFTの内容は,舌のコントロール,舌小帯の伸展,舌を挙上する筋力強化の練習を中心に構成します.舌小帯切除術後の訓練は,抜糸時に痛みがなければ開始し,安静時の舌位や正しい嚥下パターンを舌挙上訓練に加えて指導します.軽度の舌小帯付着異常の場合,舌挙上訓練により舌小帯が十分に伸展すれば,舌小帯切除術を行わないこともあります.学童期の子どもの訓練は,保護者の協力が不可欠となりますので,保護者への説明も必要です.MFTは,まずはワンポイントで指導しますが,改善されなければ,本格的なMFTへ移行することもあります.

　詳しいレッスン内容は,p.156〜付録「レッスンプログラム」を参考にしてください.

- ・舌尖を口蓋に挙上したときの開口量が最大開口の1/2以下
- ・舌尖を挙上したときに舌がハート形になる
- ・舌を前方に出したときに,舌尖が下がる,または舌尖がくびれる

※望月らの分類(表2)も参考にしている.その他,発音障害が認められる場合,MFTや矯正治療の障害になる場合も検討する

表1　舌小帯切除術の判断基準(当院の場合)

1度	十分開口させ,舌尖を挙上しても口蓋に届かないもの　舌尖がくびれて2つに見えるもの
2度	舌尖を挙上しても,咬合平面よりわずかにしか上がらないもの
3度	舌尖をほとんど挙上し得ないもの(咬合平面まで挙上不可能なもの)

表2　望月らの分類[1]

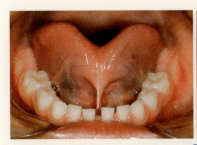
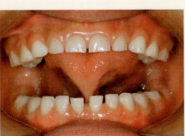
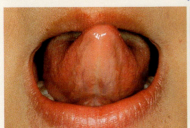
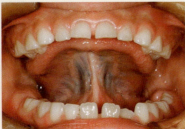

❶6歳7カ月,女児.舌を挙上させると舌尖が下方に引っ張られ,ハート形にくびれる.舌全体を挙上させようとしても,舌小帯に引っ張られ,挙上できない

❷舌小帯切除術後9カ月.舌小帯切除術と挙上訓練により舌の可動域が広がり,舌全体を口蓋に挙上することが可能になった

図　舌小帯付着異常に舌小帯切除術と術前後のMFTを指導した症例

Q.03 学童期の指しゃぶりへの対応は幼児と同じでいいですか？

A. 指導法は幼児期後半の「はたらきかける時期」と同じと考えてよいでしょう（詳しくは，p.58「乳幼児の指しゃぶりに対してどのようなアドバイスをしますか？」参照）．ただし，指しゃぶりの要因が単なる習慣的な癖であるか，もしくは心理的な問題の影響であるのかによりアプローチが異なるので，見極めが大切です．

橋本律子（歯科衛生士，大野矯正クリニック）

見守る時期・はたらきかける時期

指しゃぶりに対する「見守る時期」と「はたらきかける時期」の判断については，年齢（暦齢）や精神年齢，生活環境などを考慮します．幼児期前期（1〜3歳）は生理的なものなので問題視する必要はなく「見守る時期」と考えます．幼児期中期（3〜5歳）は，指しゃぶりの頻度が自然に減少していく傾向があるため，基本的には経過観察をします．ただし，指しゃぶりが長期的に継続している場合や昼夜問わず頻度が高い場合は徐々にやめられるようはたらきかけます．

幼児期後期（5〜6歳）以降も習慣的に指しゃぶりをしていると，歯列や咬合に影響を及ぼして上顎前突，前歯部開咬，交叉咬合になる可能性が高くなります．また，これらの不正咬合に伴って舌突出癖が認められることも多くなります．そのため，学童期は，指しゃぶりをやめられるように積極的に「はたらきかける時期」と考えます．ただし，本人にやめる意思がまったくない場合や家庭環境や親子関係などの心理的な要因がある場合には，指しゃぶりの指導を行う前に生活環境を見直すことや，子どもの不安やストレスを取り除くことを優先し，経過観察を行います．

小冊子を活用した指導の進め方

私たちは市販の小冊子『きれいな歯ならびと口もとへのみちしるべ』（わかば出版）を使用して，指導を進めています（図1）．このなかには，指しゃぶりにかかわる情報媒体，各年齢による考え方や対応，指導の進め方，注意事項，保護者向けのアドバイスなどが記載されています．そのほか，指導用のカレンダーが付録としてついているため，指導前に対象の患者さん一人ひとりに渡して活用しています．

指導を開始するかどうかは，収集した情報をもとに「本人に指しゃぶりをやめてもいいという意思があるかどうか」「家族の協力が得られるかどうか」「明らかな生活環境の不安やストレスがないかどうか」を確認して判断します．「習慣的な癖である」と判断されれば，指しゃぶりの指導を開始します（図2）．

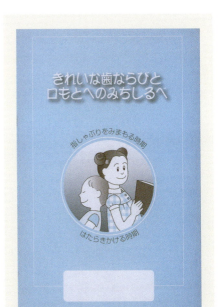

図1 指しゃぶりの指導に使用する小冊子
『きれいな歯ならびと口もとへのみちしるべ』（わかば出版）

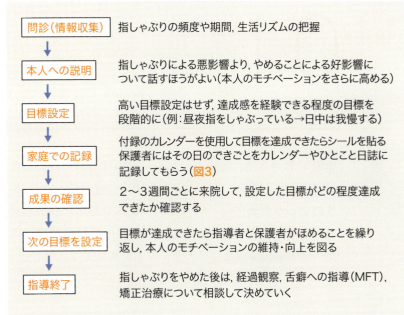

図2 指しゃぶりの指導の進め方

指導中に考慮すること

　指しゃぶりの指導は，本人がやめたい気持ちを後押しするものです．設定した目標を達成することができなくても決して責めないで，「1日おきに頑張ってみる」といった簡単な目標を設定します．

　また，家族の協力も成功の鍵となります．家族といっしょに過ごす時間を増やすことや，指を積極的につかう遊びをする，寝る前に保護者が本を読み聞かせるなど家族の協力を促します．小冊子には，指導中に保護者が考慮することも記載されていますので，活用するとよいでしょう．

　指導中，指しゃぶりに代わって爪かみなどの癖がでていないかを，保護者に確認することも大切です．指しゃぶりをやめるための準備ができていない状態で無理にやめさせると，代償行為（爪かみ，夜尿など）がでることもありますので，保護者には家庭での様子を注意深く観察してもらいます．

　小冊子を活用することで，円滑に指導を進めることができます（図3）．さらに，子どもや保護者に寄り添った指導ができるように，指導者は指しゃぶりについての知識や子どもの発達・心理についての知識を深める必要があるでしょう．

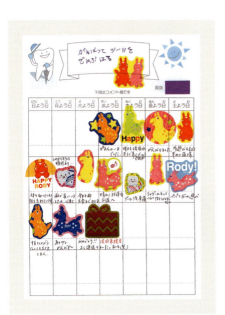

図3 付録カレンダーの活用

Q.04 MFTの指導効果を妨げる高口蓋・狭窄歯列を拡大するタイミングは？

A. MFTの指導を妨げる要因として，高口蓋や狭窄歯列があります．鼻閉による口呼吸が原因で高口蓋・狭窄歯列がみられる症例では，低位舌となりMFTの際に舌の挙上が難しくなります．そのような症例では，MFT指導前にあらかじめ狭窄歯列を拡大し，舌が挙上できるように口腔内環境を整える必要があります．拡大装置の種類は狭窄歯列の程度により選択します．また，歯列拡大は成長発育の盛んな混合歯列期がよいタイミングです．

今村美穂（歯科医師，M.I.H.O.矯正歯科クリニック）

高口蓋・狭窄歯列を引き起こす原因

遺伝的な要素のほかにアレルギー性鼻炎，アデノイド肥大，口蓋扁桃肥大などによる鼻閉が口呼吸の原因となります（表1）．学童期（成長発育期）に口呼吸がある場合には，歯列や顎骨形態，咬合などへの影響が大きくなります．形態と機能は原因と結果の関係であり，口腔機能は不正咬合の状態に適応して変化します（図1）．

高口蓋・狭窄歯列の症例（図2）では，上顎前突，開咬，上下顎前突などの不正咬合を引き起こしていることが多く，それらの形態に口腔機能が順応して負のスパイラルが生じています（表2）．また，学童期において下顎が狭小や後退した症例は，睡眠時無呼吸症候群を引き起こす原因になることもあります．

狭窄歯列の拡大

高口蓋，著しい狭窄歯列がみられる症例では，MFT指導前に歯列を拡大し舌挙上ができるように口腔内環境を整える必要があります．舌の挙上だけでなく舌位の習慣化のためにも，上下歯列幅が広く，口腔内容積が大きい環境が必要です．

学童期(混合歯列期)は成長発育の盛んな時期で，狭窄歯列を拡大するよいタイミングです．

狭窄歯列の拡大の具体的な方法

①可撤式床拡大装置を用いた軽度の狭窄歯列の拡大

拡大スクリューを埋め込んだ可撤式床拡大装置や機能的顎矯正装置は，取り外しができるためMFTの指導を妨げません．

---

①口呼吸を続けていると，低位舌になり口唇閉鎖不全となることが多い
②低位舌になると上顎歯列の口蓋側からの支えがなくなり，頬筋により押されて狭窄歯列となる
③上顎歯列が狭窄すると，下顎歯列は上顎歯列に合わせて狭窄していく
④常習的な口呼吸により安静空隙が大きくなり，大臼歯が挺出して咬合高径が高くなる．その結果，狭窄歯列を伴った高口蓋になる
⑤下顎下縁傾斜が大きくなるにつれて下顎が後退する（顎なし状の容貌）

表1 鼻閉による口呼吸が，高口蓋・狭窄歯列に影響する過程

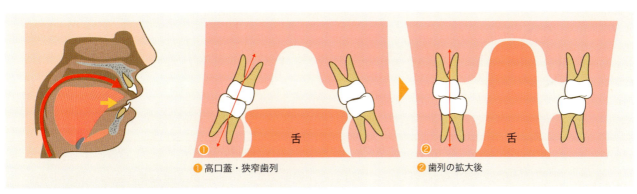

図1　舌の位置と口蓋の形態は関係する

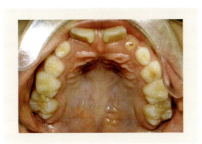

図2　高口蓋・狭窄歯列

〈原因〉
・鼻炎，口呼吸，扁桃肥大
・強い吸引を伴う指しゃぶり，就寝時のうつぶせ

〈問題点〉
・歯列の不正　　　　　　・低位舌を伴う
・口唇閉鎖不全が多い　・口蓋幅の成長が少ない　・歯列幅が狭い
・口腔内の衛生状況が悪化し，齲蝕，歯肉炎，歯周病等になりやすい

表2　高口蓋，狭窄歯列の原因と問題点

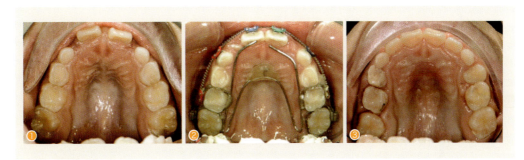

図3　狭窄歯列の拡大
❶8歳1カ月．初診時．高口蓋・狭窄歯列で左右側切歯の萌出スペースが不足．MFTを開始した
❷9歳1カ月．矯正治療を開始．ポータータイプの固定式拡大装置にパラタルレストをスポット練習用に装着し，舌挙上を習慣化
❸10歳8カ月．I期治療終了．歯列弓はU字形になり，臼歯部の幅径も改善．舌挙上により歯列を内側から保定

②クワッドヘリックスやポータータイプの固定式拡大装置を用いた軽度の狭窄歯列の拡大（図3）

　MFTと並行して使用する場合の注意として，舌尖がスポットにつき，舌背が口蓋に十分挙上できるようワイヤーの位置を設計することがあります．舌の挙上を妨げない拡大装置であれば，並行してMFTを指導できます．

③固定式急速拡大装置を用いた著しい狭窄歯列の拡大

　急速拡大装置は，4本の太いワイヤーが小臼歯，大臼歯バンドに鑞着され，大きなスクリューが口蓋に横たわることで，舌尖や舌背全体の口蓋への挙上を妨げ，MFTの訓練が十分にできなくなります．そのため，なるべく拡大スクリュー部を口蓋に沿わせて舌挙上訓練を可能にするように設計するほうがよいでしょう．

　混合歯列期の著しい高口蓋・狭窄歯列を伴った症例では，歯列拡大やMFTだけでは問題を解決できません．そのため狭窄歯列の拡大後，永久歯列の完成を待って抜歯を伴う矯正治療により形態改善を行い，MFTの指導を行います．これにより，MFTと矯正治療の相乗効果（シナジー効果）が得られます．

Q.05 低位舌の子どもに有効なMFTは？

A. まずは，低位舌の原因が何なのかの見極めが重要です．口呼吸が原因と考えられる場合，その口呼吸が鼻閉によるものなのか，習慣性のものなのかを確認し，習慣性の口呼吸の場合は，意識下での口唇閉鎖指導を開始します．鼻閉が原因の場合，MFTのみでの改善は難しく，専門医（耳鼻咽喉科）との連携が必要となる場合があります．低位舌を改善するためには，舌挙上訓練がとても重要です．

寺田典絵（歯科衛生士，銀座並木通りさゆみ矯正歯科デンタルクリニック81）

低位舌とは？

安静時，舌が下顎口腔底に位置している状態を「低位舌」といいます．低位舌では，つねに舌が下顎の歯に接触し，下顎臼歯部咬合面を覆う状態が多くみられます．

原因として，花粉症などによるアレルギー性鼻炎，アデノイド（咽頭扁桃）や口蓋扁桃の肥大などの鼻咽頭疾患による鼻閉，乳幼児期の口呼吸や指しゃぶりの長期化，おしゃぶりの常用，舌小帯付着異常などが考えられます．

低位舌を放置するとどうなる？

低位舌は舌突出癖を伴うことが多く，嚥下時に下顎前歯を舌側から押している状態です．舌の前方および側方に歯の圧痕が認められることが多く，成長期においては，下顎歯槽部や下顎の歯を前方または側方に押し出してしまい，舌骨上筋群であるオトガイ舌骨筋が下顎体を前方に誘導してしまうため，反対咬合や交叉咬合が生じる原因となります．また，安静時において舌尖がつねに下顎前歯に接触していることで，空隙歯列や開咬を誘発する可能性があります（図1）．

舌小帯付着異常が原因の場合，舌運動を阻害・制限してしまい，発音障害を引き起こすことがあります．また，舌突出癖や咬舌癖，弄舌癖などの口腔習癖が生じる場合があります．矯正治療中においても，抜歯による空隙の閉鎖が妨げられ，臼歯部の交叉咬合を助長し，矯正治療の治療期間延長の原因となる可能性があります．

低位舌改善に有効なMFTとは？

口呼吸が原因と考えられる場合，その口呼吸が，鼻閉によるものなのか，習慣性のものなのかをしっかりと見極める必要があります．これはチェアサイドで手鏡などを使用し，簡単に確認することができます．鼻の下に鏡を置いて鼻で息を吐き出してもらい，鏡が曇ったら鼻は通っていると考えられます．この場合は，なんとなく口が閉じずに開いてしまっているために起こる習慣性の口呼吸と考えられるため，意識下での口唇閉鎖

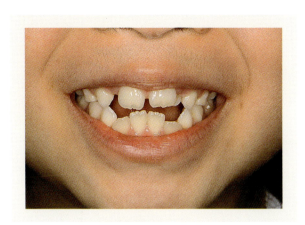

図1 低位舌による前歯部開咬

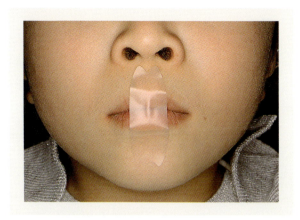

図2 口唇閉鎖テープ使用時

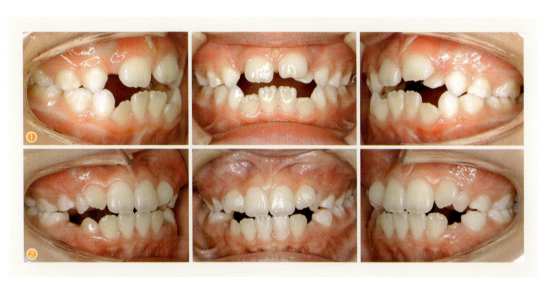

図3 6歳5カ月女児の初診時（❶）とMFT開始後1年6カ月（❷）
開咬と叢生を主訴に来院．3歳まで継続した指しゃぶり，アデノイド肥大が認められた．発音障害が著しく，習慣性口呼吸，舌癖があった．可撤式歯列矯正用咬合誘導装置とMFTを併用して治療を開始した．舌位の改善がなかなか認められず，習慣性口呼吸も継続していたため，舌挙上訓練やスナックプラクティス（p.15参照）を併用したところ，1年6カ月で前歯部の被蓋の改善が認められた

指導から始めるとよいでしょう．口唇閉鎖テープを補助的に使用することも効果的です（図2）．鼻閉が原因の場合，MFTのみでの改善は難しく，耳鼻咽喉科との連携が必要となる場合があります．

低位舌を改善するためには，舌位の改善が不可欠です（図3）．そのためには舌挙上訓練がとても重要です．その際，舌尖のみをスポットにつけるのではなく，舌全体を口蓋に吸いつける感覚を覚えてもらうことが大切です．舌尖だけをスポットにつけても，舌後方部が挙上できていないと，臼歯部の交叉咬合を誘発してしまう可能性があるからです．

低位舌の子どもの多くは，舌背が口蓋に接触する状態を経験したことがないために，舌挙上を理解するまでに時間がかかることがあります．その場合は，舌背，口蓋をスティックなどで刺激することにより，舌背の接触箇所を教えることが有効です．

舌挙上訓練としては，ポッピング（p.42参照），バイトポップ，オープンアンドクローズ（p.43参照）を指導します（p.14～15参照）．

Q.06 乳歯から永久歯への交換期に出現する一過性の口腔習癖への対応は？

A. 乳歯から永久歯への交換期に出現する口腔習癖は，偏咀嚼や舌突出癖など，一過性にさまざまな形で現れます．放置しておくと本格的な習癖や不正咬合を引き起こす原因になるため，予防的な指導が必要となります．

花田三典（歯科衛生士，大野矯正クリニック）

乳歯が抜けて永久歯が萌出するまで～ステージごとに出現する口腔習癖

　個人差はありますが，乳歯が脱落し後継永久歯が萌出するまでは，約6カ月から1年かかります．小学校低学年は前歯部の交換期にあたり，乳歯が脱落すると突然前歯部の空隙が出現するため，前歯で物を咬み切りにくくなり，側方歯部で咬み切るような癖が出現することがあります．また，小学校高学年の側方歯群の交換期には，乳臼歯の動揺や永久歯萌出前の空隙によって食物を咀嚼しにくくなるため，片側だけを使って噛む習慣や丸のみや飲み物で流し込む癖がみられることがあります．

　また，乳歯が脱落して永久歯が萌出するまでの期間には空隙に舌が入り込みやすく，一過性に嚥下時や会話時に舌が突出してしまうこともあります．乳前歯が早期に脱落した場合には歯肉が肥厚し，後継永久歯が長い間萌出しないことも多くあり，前歯部に一過性の舌突出癖がみられます．低位乳臼歯や永久歯の先天性欠如歯がある場合も，上下的な空隙が出現することで舌が突出し，側方歯部の開咬に移行することがあります（図1，2）．

　このような永久歯への交換期の一過性の習癖が習慣化して定着してしまうと，歯列や咬合に影響を及ぼすことがあるため注意が必要です．

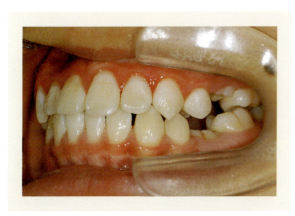

図1　低位乳臼歯（E）による空隙の出現

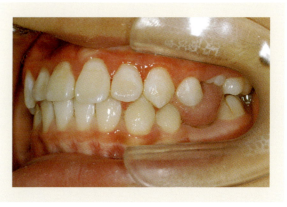

図2　低位乳臼歯の空隙に舌側方が突出している

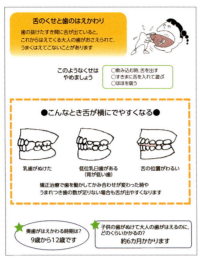

図3 側方歯部交換期の患者さんに渡すリーフレット

- 空隙に，故意に舌を押し出したり，舌を入れたりして遊ばない
- 空隙に舌が突出しやすいので，口唇をしっかり閉じて食べるように心がける
- 嚥下時，空隙に舌を押し出さないように心がける
- 噛み方について：前歯（咬断），犬歯，臼歯（咀嚼）などそれぞれの役割を伝えておく
- 前歯が生えそろったら，前歯で適切な一口量を咬み切る
- 臼歯が生えそろったら，臼歯で食物を磨りつぶす
- 口唇をしっかり閉じて，左右均等によく噛む

表1 舌突出癖への注意喚起

〈前歯部交換期のMFTの指導〉
- 舌を挙上させる筋力の強化（ポッピング，オープンアンドクローズ，タングドラッグなど）
- 舌位・口唇位（ポスチャーなど）
※舌が前方位になりやすいので，正しい安静時の舌位を確認して習慣化するよう指示する

〈側方歯部交換期のMFTの指導〉
- 舌を挙上させる筋力の強化（ポッピング，オープンアンドクローズ，タングドラッグなど）
- 舌の側方部を強化するエクササイズ（サイドタングレジスタンス，サッキング，フルフルスポットなど）
※舌の側方部を強化するエクササイズを選択する．舌を挙上させるエクササイズは舌の側方部，後方部をしっかり挙上させて行う

表2 歯の交換期のMFTの指導（エクササイズの詳細はp.14〜，p.39〜参照）

乳歯が脱落し永久歯が萌出するまでの期間の注意喚起

この時期に正しい舌尖の位置，安静時の舌位，正しい嚥下パターンについて伝えておきましょう．当院では交換期の舌突出癖について解説したリーフレット（図3）を活用しています．経過観察中に舌突出癖が出現しそうな子どもには，表1のような注意を促しています．

一般的に「よく噛む」ために噛みごたえのある物や，咀嚼回数が多くなる食材や調理方法を工夫しますが，歯の交換期には各ステージに合った食べやすい食物の大きさや，適切な食材選びを心がけてもらいます．

一過性の舌突出癖が出現したら

経過観察中に，前歯部や側方歯部への一過性の舌突出が認められる場合には，症状や子どもの年齢，協力度に応じたMFTのエクササイズを2〜3種類選び，ワンポイントレッスンとして指導をするとよいでしょう（表2）．そのほか，症状に応じてほかのエクササイズも必要な場合もあり，正しい舌位と口唇位を普段の生活から意識してもらうことも大切です．後継永久歯が萌出してしっかりと咬合できるようになるまで定期的に経過観察し，必要に応じて本格的なMFTの指導に移行することもあります．

覚えてしまった習慣を変えることは容易なことではなく，「舌を出す食べ方はよくない」と言われても日常生活のなかで実行するのは難しいことです．習癖として定着する前に予防的にアプローチすることが理想的です．

Q.07 口腔習癖と不正咬合は関係しますか？

A. 口の機能には，咀嚼，嚥下，呼吸，発音などがあり，健康な身体を維持するために大切な役割を担っています．これらの機能は，生まれつき備わっているものもありますが，大部分は乳幼児期からの学習によって習得されるものであり，それぞれの家庭環境や生活習慣のなかで教わることで，正しくできるようになるものです．しかしながら，それらを習得する過程で口腔習癖が生じたり，形態を悪くさせるような習慣が発生することが，不正咬合の誘因になることがあります．

石井武展（歯科医師，東京歯科大学歯科矯正学講座　准教授）
山口秀晴（歯科医師，やまぐち歯科・矯正歯科）

口腔習癖とは？

　口腔のいろいろな癖のうちで，特に口腔形態に悪い影響を及ぼすものを「口腔習癖」といい，口唇閉鎖不全，舌前方突出癖，舌癖，指しゃぶり，吸唇癖などがこれにあたります（表）．

　安静時に口唇閉鎖不全がある場合，口蓋扁桃や咽頭扁桃リンパ組織の増殖肥大，鼻腔や咽頭部の慢性炎症などによる鼻閉塞を起こしていると，口呼吸を強いられることが多くなります．そのため，注意力が散漫になったり，目の下にくまができたり，いわゆるアデノイド顔貌を呈することがあります．安静時に口唇を開けて口呼吸をすることで，会話時に舌突出癖とそれに連動する下唇の吸唇癖が頻繁にみられ，上顎歯列はV字形で前歯部に空隙が生じ，オーバージェットが大きくなります．

嚥下時の癖で歯は動くか？

　ヒトは毎日1,500～2,000回嚥下を行っています．嚥下時には，舌尖を口蓋前方部に当て，前方部を閉鎖するとともに飲食物を後方へ送ります．このとき口蓋にかかる圧力を測定してみたところ，小児の正常咬合者では，嚥下時の舌圧は4.4Nであり，上顎前突者および反対咬合者群とほぼ同じ値で，男子の方が女子よりすこし値が大きくなりました．このことにより，どの咬合群においても嚥下するたびに約350～400gfが加圧されることがわかりました．一方，口蓋前方部に舌を押しつけ，その最大舌圧を測定したところ，男子が18.8N，女子が15.7Nであり，反対咬合者群がすこし高い値を示しました．これは，反対咬合群では低位舌になるために起こると思われました．

　一般に矯正治療で歯を動かすために使う圧力は，20g～150g程度であるといわれています．これは非常に弱い圧ですが，3～4週間ごとに調節することにより，予定する歯列となるように歯が動くことになります．嚥下時の値と比較すると，嚥下の回数，嚥下圧のかかっている時間，舌癖の回数などで歯に与えている力に差が生じ，嚥下時の癖も

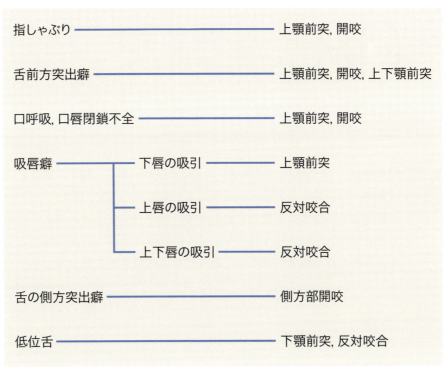

表　口腔習癖と不正咬合の関連

歯を動かす1つの要素になると思われます．

指しゃぶりと不正咬合

　指しゃぶりで一番多いのは親指しゃぶりであり，幼児期から小児期まで続いていると咬合を悪くさせます．しゃぶり方にはさまざまな特徴があり，指をかんでいるもの，深く吸い込んでいるもの，ただ舐めているものなどであり，しゃぶっているときに歯でかんで"指たこ"ができているもの，ふやけて指の皮膚がぶよぶよになっているものなどがあります．

　指しゃぶりの影響を調べるため，指しゃぶりを行っているときにどのくらいの圧が口蓋に加わっているかを計測しました．被験者は8歳の女子であり，親指の背側には著明な指たこが認められ，前歯部は開咬でした．記録された指しゃぶりの波形は，強い圧力ピークを5秒ごとに生ずる山型のものであり，61〜87kpaの荷重を認めました．また，波の振幅が低くて早いもの，圧のピークが20kpa程度でそのまま数秒続くもの，途中で途絶えてまた続くものなどが認められました．このような波形の相違は，指のしゃぶり方や吸い方の違いと考えられます．また，計測値の大きさは吸い込む力の大小であり，ピークの頻度，行う時間，期間などは多様であり，それぞれ歯列に与える影響や不正咬合の出方に違いが現れると思われます．

　ここで計測された値は，矯正治療で用いられる歯の移動の荷重力に比べて数倍大きな値でした．そのような強い圧力が毎日，多数回，毎回数分から数十分，睡眠時には数時間連続して加わっていることになり，総量ではたいへん大きな負荷となります．その結果，影響が歯列弓や顎骨の変形，不正咬合の発生に現れても不思議ではないと考えられます．

Q.08 爪かみのある子どもにどう対応したらよいですか?

A. 爪かみは，4〜5歳から学童期にかけて多くみられ，それより上の年齢ではしだいに減少していきます．爪かみの背景には心理的な問題が潜んでいる可能性もあるため，子どものおかれている環境や心理面にも配慮したうえで，爪かみをするとどのような問題があるのか説明し，自分の身体を大切にする気持ちをはぐくむような支援を心がけましょう．程度がひどく，持続するようでしたら臨床心理士などの専門家に相談するのも一手です．

小林正幸（東京学芸大学　名誉教授）

爪かみをしている要因

癖（習癖）は，繰り返されることで身につき固定された行動です．過度な爪かみは，「習癖異常」とされ，「神経性習癖」と呼ばれることもあります．「神経性」とは，習癖の背景に心理的な問題があり，そのために習癖という形で症状が現れることを意味します．とはいえ，すべての爪かみに心理的な問題があるとは限りません．

爪かみ（図1）が癖になるのは，かむことが快適だからなのです．それは，食物を摂る快適さにつながります．また，爪をかみ切ったときは，攻撃性が発揮されますので，スカッとした快適さを伴います．爪をひとかみするときに感じる快適さはわずかですが，それに勝る快適さがないとき，爪をかむことで感じる快適さは相対的に大きくなります．

実際，爪かみの癖がある人は，リラックスしているときには爪かみが減り，ストレスがかかるときや退屈なときに増えるとのデータもあります．また，完璧主義傾向の人が爪かみの癖をもちやすい傾向もみられます．この場合，爪が伸びていることが気になり，かんで整えてスッキリすることが繰り返されることなどで癖になっていきます．

爪かみによる弊害

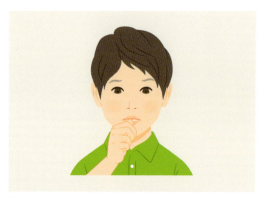

図1　爪かみ

爪かみは，4〜5歳から学童期にかけて多くみられます．ひどくなると足の爪もかむ子どももいます．それより上の年齢では，しだいに減少していきます．

第一の弊害は，衛生面での問題です．雑菌が身体に入りやすく，感染症などの疾病にかかる恐れが高くなります．第二に，爪の問題があります．爪がギザギザになり，ときに深爪となり爪の付け根の甘皮がむけることもあります．これらが

起きると，物をつかむ際に痛みを生じる場合があります．また，痛みや違和感があると，手元の繊細さを欠いてしまうことがあります．第三に，口腔の問題としては，噛むために前歯に負荷がかかりやすいことが考えられますが，咬み合わせなどへの影響は，指しゃぶりほどにはないとされています．

心理的な問題の背景を配慮する

　爪かみが，軽度の場合は，爪かみについて直接指導することはせず，子どもが抱える心理的な背景を先に考え，対策を練る方がよいかもしれません．爪かみのような身体を触る癖では，周囲が注目し，注意すると，かえって逆効果となることがあるからです．先述したとおり，生活環境に快適ではない状態はないか，ストレスや不満がないかを考えます．対人関係場面が苦手でつらい思いをしていないか，家族関係がうまくいっているかなど，子どもを取り巻く環境に思いを巡らせます．そのうえで，家庭でも学校などの社会的環境のなかでも，人間関係に恵まれ，落ち着いて，安心して自分らしくいられて，何かに楽しんで取り組めるような時間を増やすように導くことが求められます．

保護者へのアドバイス

①爪かみを問題として働きかける場合

　「爪かみをするのは悪い子」「恥ずかしい子」など，子ども自身を問題と捉えないようにし，その癖のためにどのような不利益があるのか説明します．「爪をかむと損なので，やめたほうがよい」というわけです．「汚れた爪をかむの不潔だから」と説明することや，話をすればわかる年齢であれば深爪の危険を説明することなどです．

②身体の一部としての爪を大切にし，慈しむ気持ちを育てる

　爪を保護するための透明なマニキュアを塗るなどし，爪をきれいにする楽しさを知り，慈しむ気持ちを育てます．自分の身体の一部としての爪を大切にする姿勢を，かかわる者が示すことに意味があります．

③トークンエコノミー法

　爪をかんでいないのを確認したときに，シールを貼ります．そのシールが連続して一定の枚数になると，大きな成功シールを貼り，爪をいっしょに切ります．そして，大きな成功シールが何枚か溜まると，あらかじめ約束をしていたご褒美（遊園地に行くなど）を与えるようにします．これを「トークンエコノミー法」と言います（図2）．

　なお，程度がひどく，以上のようなことをしても改善がみられないような場合には，公認心理師（臨床心理士）に相談するのも1つの方法です．

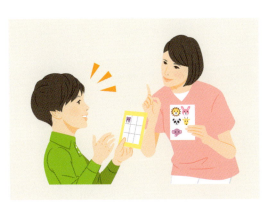

図2　トークンエコノミー法

Q.09 舌癖除去装置はどのような場合に使ったらよいですか？

A. 舌癖の改善方法には、装置を使用する器械的方法と筋肉の訓練を行う機能的方法がありますが、いずれにしてもまずは本人の舌癖をやめようという意思が大切です．
次の段階として、MFTの指導と併せて本人に舌癖を認識させ、舌癖を改善するために舌癖除去装置を使用することがあります．
また、MFTによる舌癖除去の訓練がなかなか習慣化できない場合やあまり指導に協力的でない場合も、舌癖除去装置を補助的に使用します．この際、正しい舌位や嚥下パターン習得のためにMFTを併用することを勧めます．

里見　優（歯科医師，さとみ矯正歯科クリニック）
清水清恵（歯科医師，清水歯科クリニック）

舌癖除去装置（器械的方法）とは？

舌癖除去装置は、上顎口蓋側に設けられた柵状のガードにより舌の前方突出を物理的に妨げ、歯や歯槽骨への不適切な圧を排除し、舌突出癖そのものの改善を期待する装置です（図1）．舌癖除去装置には、本人の意思で着脱可能な可撤式と強制的に舌癖を排除する固定式があります．

可撤式は、床装置などの機能的矯正装置にクリブ（金属製のワイヤーが格子状に配列されており、舌が物理的に飛び出せなくなっているもの）やウォール（金属やレジン製の舌突出防止壁）が設けられています．固定式は、リンガルアーチ様装置にクリブやウォールが鑞着されています．

可撤式の舌癖除去装置には、上顎に装着するタイプと下顎に装着するタイプがあります．まずは、着脱可能な可撤式のものを使い、必要に応じて固定式を使用します．そのほか、低位舌の改善を促進する装置（ウェッジプレート/図2）、低位舌用リンガルアーチ、MFT指導時などに補助的に使用し、MFTをより効果的に行うために工夫された装置（タングトレーニングプレート：TTP, 図3）などがあります．

MFTと舌癖除去装置

舌癖除去のために、咀嚼・嚥下・呼吸・発音にかかわる口腔周囲筋全般を調和させるMFTが、広く応用されています．舌癖除去装置やMFTによる形態の変化は、歯列に加わる不適切な力を排除することにより副次的に得られるものです．不正咬合の原因が口腔筋機能障害以外にも考えられる場合には、舌癖除去装置を使用しても十分な効果を得ることができないこともあり、原因に応じた治療が必要になります．

オーバージェット、オーバーバイトに対する、MFTと舌癖除去装置それぞれ単独での短期的な改善の割合を比較したところ、MFTでは50％、舌癖除去装置では60％で

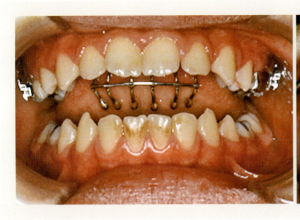

図1 固定式タングガード
（文献2より）

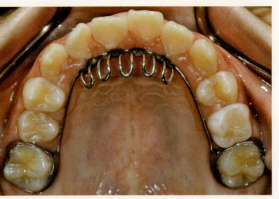

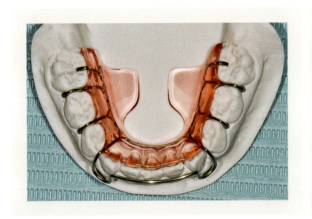

図2 ウェッジプレート
（文献2より）

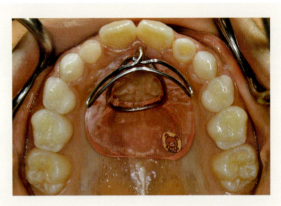

図3 タングトレーニングプレート（TTP）装着時

あったという興味深い報告があります[1]．また，良好なコントロール下にあると思われる舌突出癖も，環境や思春期成長時の器質的変化に伴って増悪することも臨床では珍しくありません．少なくとも咬合の安定する成人期に至るまでは注意深く経過観察することが必要です．

舌の位置や舌突出癖，つまり機能が舌癖除去装置によって改善するかどうかについては，機能と形態の改善がうまく順応する臨界期があるといわれており，すべての症例で必ずしも改善するとはいえません．舌癖除去装置を使用しても舌の位置や突出癖にまったく変化がない場合は，逆に不適切な力が装置に持続的にかかり，固定式装置を維持している支台歯の挺出や近心移動を招く恐れがあります．特に固定式の装置では不正咬合をつくってしまう可能性があることを忘れてはなりません．

装置を安易に使用するのではなく，正しい舌位や嚥下パターン習得のためにMFTを併用することを強く勧めます．

Q.10 噛む訓練をすることで歯並びは変わりますか？

A. 咀嚼のパターンが歯列の形態にも影響を与えることが示唆されています．生涯にわたって自分の歯で噛むためには，小児期に正しい咀嚼運動を身につけることによって，健全な咬合を育成することが必要です．

葛西一貴（日本大学　特任教授）

永久歯の叢生が増えている

一世代前は，乳歯の齲蝕の放置，あるいは乳臼歯早期脱落後の保隙装置の未装着による叢生歯列がよくみられましたが，現在では乳歯が健全でありながら永久歯列に叢生がみられる子どもたちが多くなっています（図1）．

咀嚼パターンと歯列との関係

では，なぜ現代の子どもたちの歯列幅の成長が不十分なのでしょうか？ 咀嚼運動経路と歯列形態の関係を調べてみると，垂直運動を主とするチョッパー型の咀嚼をする子どもでは歯列幅が狭く，臼磨運動を主とするグラインディング型の咀嚼をする子どもは歯列幅が広いことから，歯列幅の増加の背景には咀嚼運動パターンが関与していると考えられます[2]．したがって，永久歯列が正常に完成するためには乳歯が健全であること，口腔習癖がないことなどさまざまな条件に加え，食品性状に応じた適切な咀嚼運動ができることが求められます．咀嚼・嚥下・発音などの顎口腔機能は食習慣，生活習慣

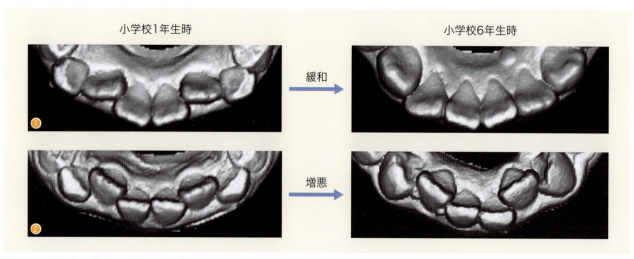

図1　下顎切歯の叢生の改善と増悪[1]
下顎切歯萌出時においては，乳歯より永久歯の歯冠が大きいことから発育空隙が十分でなければ叢生状態となる
❶下顎切歯の交換時期において，小学校1年生時には多少のスペース不足を示すことが多いが，6年生時に50％程度で叢生が緩和した
❷叢生が増悪したケースも50％程度みられ，上顎歯列幅は狭く，下顎大臼歯は舌側傾斜したままで歯列幅が狭窄していた[1]．歯列の側方成長は，上顎では正中口蓋縫合の側方成長により歯列幅が増大し，下顎では下顎臼歯が内側（舌側）から萌出した後，上顎の歯と咬合することによって次第に直立し，歯列幅が増大する

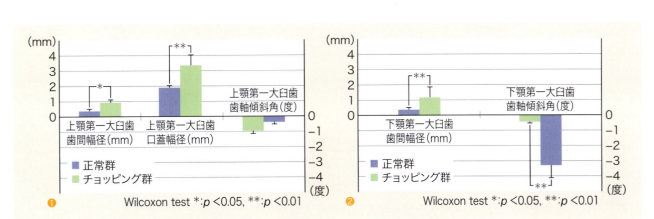

図2 トレーニング開始時から経過観察終了時までの正常群とチョッピング群の変化量の比較[4]

のなかで自然に身につくものと思われていますが，近年の軟食化などの環境変化により，噛む機能が低下し，正常な嚥下・発音などの顎口腔機能を得られない児童が増え，歯列弓狭窄による叢生が増加していると考えられます．

咀嚼運動経路および最大咬合力と歯列形態の関係

咀嚼運動経路・最大咬合力と歯列形態の関係を調べたところ，咀嚼運動経路の側方成分が大きく，また咬合力が強い人は上下顎の歯列幅が広く，下顎第一大臼歯も直立していました[2]．すなわち，上下顎歯列幅が大きい人は咀嚼運動時に下顎が側方に大きく動いており，グラインディング型咀嚼（臼磨運動）をしていると考えられます．このことから，チョッパー型咀嚼からグラインディング型咀嚼に誘導することが歯列幅の増大につながる可能性が考えられます．

そこで，小学生の児童を対象に硬いガム*を使用したグラインディング型咀嚼を学習し，定着させるための咀嚼トレーニングの効果を検証しました．咀嚼トレーニングは1日2回，各10分間を3カ月間行いました．トレーニング開始前，トレーニング終了時，トレーニング終了3カ月後に咀嚼機能として咬合力，口唇力，咀嚼時下顎運動を測定した結果，トレーニング終了後の咀嚼機能は向上し，大臼歯の頬側への直立と歯列幅の増加が確認されました[4]（図2-❶，❷）．

*使用するガムは，凝集性，弾力性が高く，ビーフジャーキーと咀嚼性が類似している．同様の食品としてフランスパンも有用

適切な咀嚼ができる子どもとは？

先述の研究におけるアンケート調査では，グラインディング型咀嚼ができる児童は，咀嚼運動の学習期において硬く歯ごたえのある食品を好んで摂取しており，食物の物性に応じた適切な咀嚼運動ができていました．一方で，チョッパー型咀嚼の児童ではフランスパン，キャベツ，にんじんなどが食べにくいという結果となり，咀嚼性の高い食品はあまり好まれていませんでした．

永久歯列完成後の叢生歯列は，矯正治療を行わないかぎり改善することはありません．特に上顎側切歯の舌側転位などは正常な顎運動を阻害し，臼磨運動が行えなくなります．そのためチョッピング運動を余儀なくされ，上下顎歯列の正常な発育を阻害します．現代の食生活の軟食化は不正咬合の原因の1つだと考えられます．生涯にわたり自分の歯で噛むことを最終目的とするならば，咀嚼運動を学習し始める幼児期および小学校低学年時に正しい咀嚼運動，食物の物性に応じた適切な咀嚼運動を身につけ，健全な咬合を育成することが必要です．

Q.11 気にすべき発音の誤りにはどのようなものがありますか？

A. 発音の完成時期は6〜7歳ごろですが，個人差があります．言葉の発達を理解したうえで，適切な時期に病院・療育施設などの言語聴覚士，学校のことばの教室担当者などの言語の専門家への相談を勧めましょう．

山下夕香里（言語聴覚士，帝京平成大学健康メディカル学部言語聴覚学科　元教授）
武井良子（言語聴覚士，昭和大学保健医療学部保健医療学教育学　講師）

子どものことばの獲得

　生まれたての赤ちゃんは，泣くことで自分の要求を保護者やまわりの人に伝えます．そして，成長とともに徐々に声で自分の気持ちを伝えることができるようになります．両親は，赤ちゃんにたくさんの言葉かけをします．赤ちゃんはその言葉を繰り返し模倣し，試行錯誤しながら正しい日本語の発音を学んでいきます．始語は一般的に1歳ごろとされていますが，この時点でははっきり大人と同じような発音ができるわけではありません．幼児期は舌や口唇の動きもぎこちないので曖昧な発音や幼児音になりますが，発音器官の発達に伴って徐々に大人の発音へと変化します．

　発音の完成時期は6〜7歳ごろですが，個人差も多くみられます．魚を「シャカナ」と発音するような幼児音は小学校入学ごろに自然に改善する場合が多いので，経過を見守りましょう．しかし，小学校入学時直前になっても，「〇行音が言えない」「発音がはっきりしない」「幼児音がなおらない」場合は病院・療育施設などの言語聴覚士，学校のことばの教室担当者などの専門家に相談するとよいと思います．

気になる発音の誤りとは？

　発音指導が必要な発音の誤りについて，表にまとめました．言語以外の全身発達に問題がない子どもの場合，置換や省略といった発音の誤りは，年齢とともに改善する可能性が高いとされます．

　カ行音は5歳ごろに相談，サ行音やラ行音は音の完成時期がやや遅いので6歳ごろに相談するとよいでしょう．歪みの誤りは，置換，省略のいずれにも分類されない誤りとされ，わずかな歪みから著しい歪みまでの多様な誤りです．子どもにみられる歪みの誤りについては，発音の完成する6〜7歳まで経過をみて，変化がみられない場合は，言語の専門家に相談しましょう．歯間音化の誤りは，サ行音にみられることが多いため，サ行音が確実に言える7歳ごろまで待ってから相談するとよいと思います．側音化構音，口蓋化構音，鼻咽腔構音の誤りは，自然治癒が少ないとされ，発音指導にも長い時間かかる場合がありますので，6歳以降には必ず言語の専門家に相談するように保護者やまわりの人に話をしてください．

また，ダウン症の子どものように発音以外の発達もゆっくりしている場合は，全体的な発達支援が必要です．地域の保健センターや療育センターに相談するとよいでしょう．

舌小帯付着異常の子どもの発音の誤り

舌小帯付着異常の子どもに生じやすい発音の誤りは，置換（幼児音に多い），上下の歯の間から舌を出して発音する歯間音化の誤り，息を口の横から出すことで音が歪む側音化構音などです．舌小帯が短いと，舌を前後，左右，上下に動かしたりする動きが制限され，このことが発音のしにくさに影響する場合もあります．このような子どもに対しては，言語の専門家が行う発音指導のなかで舌の運動訓練も行う場合もあるので，言語の専門家と連携をとることが大切です．

発音障害がある子どもの舌小帯切除術の必要性や時期については，歯科医師と言語の専門家が相談して決めます．心配する保護者に対して，適切に説明することが必要です．

発音の誤りの内容		～4歳	5歳	6歳	7歳～
発音の誤りの特徴	耳で聞いたときの特徴				
置換 ・音（子音と母音）の子音の部分が他の子音に置き換わる ・置き換わった子音は日本語として正しい音である ・幼児音に多い	カ行音がタ行音になる （カラス→タラス）		相談	相談	相談
	サ行音がタ行音になる （サカナ→タカナ）			相談	相談
	サ行音がシャ行音になる （サカナ→シャカナ）			相談	相談
	ラ行音がダ行音になる （ラッパ→ダッパ）			相談	相談
省略 ・音（子音と母音）の子音の部分が抜けて母音に聞こえる ・置換よりも年齢が低い子どもにみられることが多い	ハ行音が母音になる ハッパ→アッパ カ行音が母音になる ミカン→ミアン	相談	相談	相談	相談
歪み（ひずみ） ・置換でも省略でもない誤り ・音としてひらがなに当てはめることができない	サ行音がシャ行音とヒャ行音の中間の音に聞こえる サル→シャ？ルまたはヒャ？ル サの部分はシャとヒャの中間の音で，日本語のサと決められない			相談	相談
歯間音化の誤り 上下顎前歯の間に舌を挟んで発音する	サ行音などを発音すると英語のthに近い音に聞こえる				相談
側音化構音 ・息を口の横から出すことで発音する ・口角が横に引かれ，舌や下顎がわずかに横にずれることもある	イ段の音（例 シ，チ，キ）と拗音（例 シャ，チャ，キャ）に多くみられる．シ→ヒ，チ→キに近く聞こえる．奥歯の奥からの唾液が混じったような独特の歪み音を伴う アシ→アヒ　イチゴ→イキゴ リンゴ→ギンゴ			相談	相談
口蓋化構音 舌尖をつかわずに舌の中央部（舌背）と口蓋で発音する 息は口の奥から出る 口の奥でモゴモゴ言っているような印象である	タ行音，サ行音，ラ行音など舌尖をつかう音にみられる．タ→カ，ダ→ガ，ラ→ガのように近い歪み音に聞こえる．サ→ヒャに近い音に聞こえる タイコ→カイコ ラクダ→ガクガ サル→ヒャグ			相談	相談
鼻咽腔構音 息を鼻に抜くことで発音する 発音時鼻をつまむと音が出せなくなる 会話では全体的に鼻にかかった印象をもつことがある	イ段の音（例 キ，チ）やウ段の音（例 ク，ル），サ行音などにみられる．キ・チ→クン，ス→フンなど鼻にかかった独特の歪み音に聞こえる キツネ→クンクネ			相談	相談

相談：言語の専門家への相談

表　発音指導が必要な発音の誤りと相談時期の目安

Q.12 子どもの発音に対するアプローチはどのように行えばいいですか？

A. 言語の専門家による発音練習は5歳以降に開始されることが多いため，それ以前は子どもが言葉のやりとりを楽しめる環境づくりや，発音器官を上手に動かすはたらきかけを行います．MFTの指導は発音を改善することではありませんが，発音指導の土台づくりとして有効です．

武井良子（言語聴覚士，昭和大学保健医療学部保健医療学教育学　講師）
山下夕香里（言語聴覚士，帝京平成大学健康メディカル学部言語聴覚学科　元教授）

年齢が低い子どもへの発音を育てるための対応

　言語の専門家による定期的な発音練習は，ほとんどの発音が獲得され自然改善の可能性が少なくなること，椅子に座って集中して課題に取り組めるようになることなどから，一般的に5歳以降に開始されます．この年齢に達するまでは，話をする環境を整えることや，発音器官（口唇や舌）を上手に動かすはたらきかけを行います．望ましい言葉の環境とは，上手に発音できているかどうかにかかわらず，「もっとお話をしたい」「おしゃべりするのがとても楽しい」と感じ，笑顔でいきいきとやりとりを楽しめる環境です．大人が繰り返し言い直しをさせたり，誤った発音を指摘しつづけると，子どもは話すことに自信をなくし自分から話さなくなったり，黙ってしまいます．「**サ**カナ」を「**シャ**カナ」と誤って発音したら，「ほんとだ，**サ**カナだね．**サ**カナ，泳いでいるね」と正しい発音をさりげなく耳から聞かせるようにします．

　また，発音器官を上手に動かすことも発音によい影響を与えます．なんでもよく噛んで食べる習慣をつけること，ソフトクリームや口のまわりに付いたものをなめとる，ラッパや笛を吹く，うがいをするなど，楽しみながら取り組めそうなことを日常の遊びや生活に取り入れて発音の土台づくりをしっかりすることが大切です（**表**）．このように，言語の専門家の発音指導が始まる前に家庭でできる効果的な対応はたくさんあります．発音が気になる子どもをもつ保護者から相談された場合に役立ててください．

発音指導とMFT

　MFTの指導中よくみかける発音の誤りは，歯間音化の誤りです．舌癖や低位舌を伴っていることが多く，開咬や下顎前突などの不正咬合の場合にも多くみられます．舌癖を伴っている場合は，発音指導前にMFTの指導を行うことが効果的です．子どもがMFTの指導によって安静時の正しい舌位や嚥下パターンを獲得するようになると，つねに舌を前方に突出していることがなくなります．基本的な舌の運動能力が向上すると，舌を引っ込めた正しい発音に自然に移行するようになります．

MFTの指導の目的は発音を改善することではありませんが，発音指導の土台づくりとしてMFTを行う場合があります．発音が気になる子どものなかには，舌を尖らせる，横に広げて平らにする，前後左右に動かすなどの基本的な舌運動を獲得していない場合や，よだれが多い，食べこぼしが多い，舌癖があるなどの問題を抱える場合もあり，細かい舌の動作が苦手な子どもが多くみられます．

発音指導では，発音に必要な舌の動き，例えばサ行音の[s]の風を出すときの舌尖の狭い溝の形や，カ行音を発音するときの奥舌の挙上を指導します．しかし，基本的な舌運動を獲得していない子どもにいきなり発音に必要な細かい舌の動きを教えようとしても，まったくできない，または時間が長くかかることがあります．このような子どもでは，発音指導を開始前にMFTの指導で口唇や舌を自分がイメージどおりに動かす力がついていると，発音の動作も短期間で正しくスムーズにできるようになります．

	日常生活でできること	チェックポイント
舌を動かす 最初は前に出す，次に舌を引っ込める，最後に舌を左右に動かす	・あっかんべをして遊ぶ ※大きく口を開けて行うのがポイント．「べえー」のところは声を出して，子どもが喜んで行うように楽しい雰囲気をつくる	○舌を口唇よりも前に出せる ×舌がすぐ引っ込む ×舌を横に動かすと首もいっしょに動く ×舌を動かすと口が閉じる
噛んで食べる 舌を動かして咀嚼する練習	・肉・葉野菜・パンの耳など，硬い物や繊維のある物をよく噛んで食べる ・ガムや硬いグミを奥歯で噛む	×丸のみをしている ×水分で流し込む ×急いでかき込んで食べる ※食事中はテレビを消すなど，食事に集中できる環境をつくることも大切
なめる 舌尖を上下左右にコントロールしながら動かす練習 自分の思っている位置に舌尖を動かす練習	・ソフトクリームやあめ玉をなめる ・カップの縁や口のまわりに付いたものをなめ取る ・口の角に好きなジャムなどを少量付けてなめさせる	○舌尖を動かしてなめている ×頭・顎を動かしてなめている ×舌尖でなく，なめる対象（アイスなど）を動かしている ×口の横についた食べ物を手でぬぐう
吹く 口から息をそっと出す練習 口唇を閉じる・すぼめる練習	・ラッパや笛を吹く ・しゃぼん玉を吹く ・熱いスープを吹いてさます ・ろうそくを吹き消す ※動作を親子でいっしょに行うとよい	○そっと長く吹いている ×勢いよく一気に吹いている
頬を膨らます 頬に空気をためる練習 唇をしっかり閉じる練習	・頬に空気を入れて膨らませる（あっぷっぷ） ※子どもが喜んでまねするような顔の表情をしながら楽しんで行う	○頬をしっかり膨らませる ○頬の膨らましが左右別々でもできる ※手で触って頬に空気が入っていることを確認する
ブクブクうがい 水がこぼれないように口唇をしっかり閉じる練習	・ブクブクうがいをする 難しい場合は…… ・少量の水を口に入れて，じっとしている．できたら左右の頬に水を移動させる遊びをする	○ブクブクが長くできる ×唇の角から水が漏れ出てくる
ガラガラうがい 奥舌を使う練習	・ガラガラうがいをする 難しい場合は…… ・口に水をすこしだけ含んで，すこし上を向きじっとしている．できるようになったら，口をすこしだけ開けても水をのまないでのどの奥にためることができるようにする ・できなくてもうがいを毎日の習慣にするように心がける	○上を向いてうがいができる ×上を向くと水をのんでしまう

表 発音を育てるために日常生活でできる工夫

Q.13 「子どもの食べ方が悪い」と相談された場合にどのようにアドバイスをすればよいですか?

A. 乳幼児期に食べる機能の基本的な部分が獲得され,食べ方も乳幼児期・学童期にかけて歯・口腔領域の成長に伴って育っていきます.クチャクチャ音を立てて食べる,食べこぼしがあるなどの問題がある場合は,呼吸,姿勢,食べ方に問題があるかもしれません.問題点をみつけ,適した対応やMFTレッスンを行うことが望ましいでしょう.

佐藤香織(歯科衛生士,昭和大学歯科病院 歯科衛生室)

呼吸

呼吸は,嚥下,咀嚼,発音などと並んで口腔の主要な機能です.口呼吸をしていると,咀嚼時に鼻呼吸ができず口唇を閉じて咀嚼ができないため,食物の咀嚼や嚥下と呼吸が協調せず,口唇を開けながらクチャクチャと音をたてて食べる原因につながります.鼻呼吸の確認方法として,鼻の下に鼻息鏡を入れたり(代用として手鏡を使用することも可能),小さくちぎったティッシュペーパーを鼻孔に当てたりして,口を閉じて鼻で息ができるかをチェックします.

口呼吸の原因が鼻咽頭疾患の場合は,耳鼻咽喉科や小児科の受診を勧めます.習慣的な口呼吸であれば,口唇閉鎖訓練を行いながら,鼻呼吸が大切であることをすこしずつ認識させていき,鼻呼吸の持続時間を増やしていきます.

姿勢

最近,姿勢の悪い子どもを見かけることが多くなりました.現代では,外遊びが少なくなり,コンピューターやスマートフォンなどでゲームをして遊ぶ機会が増えて,前かがみで猫背になり,頭が前傾姿勢になりがちです.頭部が前傾することにより舌が前方で低位となり,正しい咀嚼や嚥下の妨げになります.そのため日常生活から,正しい姿勢を保つように認識させることが大切です.

食事時の姿勢も重要です.食卓で食事をとるときに,椅子とテーブルが子どもの座高に合わせた環境になっているでしょうか.足が安定せずぶらぶらしていたり,横向きになってテレビを見ながら食事をしたりしていませんか.足を床面に固定していないと,噛む力が落ちることがわかっています.子どもが小さい場合は足置きをつくり,両足をしっかり固定して正しい姿勢を保ち食事ができる環境を整えましょう(図1).

食べ方

食べ方の基本は,おいしく味わいながら安全に食べることです.五感(視覚,嗅覚,

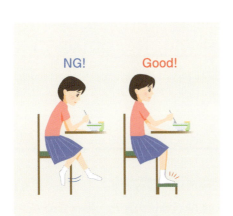
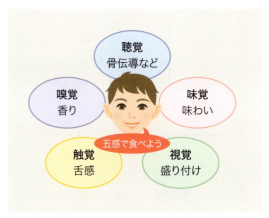

図1　足置きを置いて両足を固定する　　図2　五感を意識した食べ方[5]

触覚，聴覚，味覚）を意識した食べ方をとおして，おいしく味わって食べることを意識し，健康と栄養バランスに配慮した食べ方ができるようになります（図2）．五感を意識した食べ方とは，色や形を感じながら口の中にとり込み（視覚），香りを感じ（嗅覚），硬さやとろみ，形を感じながら噛みつぶし（触覚），噛んでいる音を感じながら味わい（聴覚），おいしく食べることです．このとき，口を閉じながら臼歯でよく噛んで食物の本来の味を引き出し，これらの感覚を感じて味わうことが大切です．

　食物を口の中にとり込むときは，前歯で一口量を咬みとり，口を閉じながら，臼歯でよく咀嚼します．一口量を覚えさせるためには，パンやくだもの，野菜スティックなどを利用して，口の中に取り込む量を加減しながら前歯で適切な一口量を咬みとることを訓練します．咬みとった食物は，口を閉じながら舌を使って臼歯へ送り込みながら十分に咀嚼し，舌を口蓋に挙上させて嚥下します．うまく口を閉じることができなければ，口唇閉鎖訓練を行います．臼歯で噛むことが難しい原因として，咬み合わせが悪い（歯列不正や永久歯列の交換期など），臼歯に食物を送り込むことができない，噛む筋肉が弱いなどの原因が考えられ，食物を使って臼歯で咀嚼する訓練や噛む訓練が適しています．嚥下時に舌が前方に突出し食べこぼしがあるときには，ポッピング（p.42）のような舌を口蓋へ挙上する訓練やカッスワロー（p.47）のような舌後方を持ち上げて嚥下する訓練を行います（詳しくはp.14〜参照）．

食事の形態と食事環境

　現代の食文化は，インスタント食品，調理済み食品，外食が普及するなどさまざまな変化に富んでいます．しかしながら，軟らかい食物ばかりを選んでいては，よく噛んで味わうことができません．硬い食物や，繊維のある食物もメニューに取り入れ，食材の種類や調理法を工夫しながら食物本来のおいしさを味わうようにアドバイスをしましょう．

　食事のときに，早く食べるように急がせたり，嫌いなものを無理に食べさせたりすると，よく噛まずに丸のみする習慣がつきやすくなります．できるだけ，食べる時間に余裕をもって，嫌いな食べ物を無理強いしないことも必要です．

Q.14 鼻咽頭疾患と口腔習癖は関係がありますか？

A. 鼻咽頭疾患により引き起こされる最大の障害は口呼吸です．口呼吸により口蓋に接触していた舌が下方へ偏位すると，軟口蓋と舌背の離開，頭位の変化，頸椎の伸展，姿勢の不安定化が起こり筋のアンバランスが生じます．

したがって，口腔習癖を完全に改善するためには，鼻咽頭疾患による口呼吸の治療が不可欠であり，可能なかぎり早期に始めることが必要であると思われます．"可能なかぎり早期"とは，本人および保護者の治療に対する理解が得られたときです．

水野　均・水野高夫（歯科医師，医療法人水野矯正歯科医院）

鼻腔と口腔の関係とは？

新生児，乳児は哺乳の際に，毎分80〜90回の反射的な吸啜，嚥下を行っており，この間に乳首を口腔内に保持したまま毎分40〜50回呼吸をしています．乳児は頸が短いため成人に比べて喉頭が相対的に高い位置にあること，嚥下するものが液体に限られていること，さらに哺乳時の姿勢と重力の影響により，呼吸を妨げることなく嚥下が可能であるため，呼吸と嚥下を同時にできるといわれています（p.26参照）．これに対し，成人では，必ず呼吸を抑制し，口腔内に貯留した食塊あるいは液体を嚥下しています．

鼻と口腔は，呼吸や食物摂取などの生命維持に不可欠な器官です．特に呼吸は継続的に行われなければならず，この機能に障害が発生すれば身体は緊急状態に陥ることから，呼吸機能はもっとも大事な身体機能の1つであるといえます（図1, 2）．

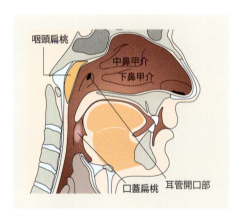

図1　鼻腔咽頭領域の解剖と名称

①嗅覚作用：においの分子が嗅細胞を刺激し，前頭葉嗅覚中枢部に伝達
②気道としての作用：酸素交換，温度・湿度の調整，予備的な空気の貯蔵，防御，粘膜輸送，感染予防，フィルターなど
③発音器官の共鳴作用：鼻音（m, n, ng）の発声
そのほか：鼻汁分泌など
　鼻腔および副鼻腔の粘膜はちり・ほこりや細菌を粘膜細胞の線毛運動で鼻汁とともに咽頭方向へ運ぶ．鼻腔と副鼻腔から毎日500cc程度の粘液が分泌されている

図2　鼻腔の機能

口呼吸を原因とする問題の多くは小児期から始まります．小児期は成長発育が旺盛な反面，障害も受けやすいといわれています．この時期に気道が長期的・慢性的に閉塞すると，不正咬合のみならずその後の心身の健康状態などにも大きく影響するといわれています．

鼻咽頭疾患と口腔とのかかわり

①慢性鼻炎・慢性肥厚性鼻炎

急性鼻炎(いわゆる鼻風邪)の反復により慢性化したものです．小児がかかりやすく，季節の影響，ちり・ほこり等の刺激，細菌感染などにより，鼻粘膜の血行調節が乱れ，慢性的に鼻甲介粘膜が肥厚します．症状としては鼻閉，鼻汁，くしゃみ，嗅覚障害などが挙げられ，慢性副鼻腔炎を併発しやすいといわれています．

②アレルギー性鼻炎

鼻腔内に起こった抗原抗体反応で，鼻の中が急にむずむずし，発作的なくしゃみ，水鼻，鼻づまりの3大症状が出現するⅠ型アレルギーです．抗原は季節性(スギ，ブタクサ等)と通年性(ハウスダスト，カビ，猫や犬や鳥などのフケ等)などに分けられます．その人の体調や心理的な問題や内分泌の障害などにより，発症時期および強弱がまちまちであり，治療には対症療法(鼻噴霧用ステロイド薬，抗アレルギー薬等)と減感作療法があります．

以前は，「子どものアレルギーは大人になると治る」といわれていましたが，近年の研究により「年齢を重ねるにしたがって抗原が増え病像が悪化する人が多い(アレルギーマーチ)」ことがわかっています．両親ともにアレルギーがある場合は高い確率で子どももアレルギー体質となることが知られています．

③鼻茸(鼻ポリープ)

鼻腔，副鼻腔内にできる茸のようなポリープ状の慢性病変です．慢性副鼻腔炎などを併発している場合が多く，手術，薬物療法などの根本的早期治療が有効です．

④急性・慢性副鼻腔炎

いわゆる蓄膿症のことで，咽頭炎や鼻炎から続発する場合が多く，上顎の齲蝕治療時や抜歯時の異物迷入などから起こる場合もあります．症状としては鼻閉，鼻汁，膿性鼻漏，頭痛，嗅覚障害，発熱，顔の腫れなどがみられ，急性症状に，後頭部痛，鼻根部の重圧感や拡張性の痛みなどがあります．学童期の子どもの約30%にみられるとの報告もあり，家族歴もあることから遺伝的な素因も考えられています．治療としては抗菌薬の服用がなされてきましたが，近年は重症例以外は投薬しない傾向にあるようです．重症例に対しては外科的な治療も必要であるといわれています．

鼻咽頭疾患と口腔習癖との関係

鼻咽頭疾患による口呼吸は，低位舌を誘発するとともに口唇閉鎖不全による舌癖を生じさせ，狭窄歯列や開咬などの不正咬合を引き起こします．MFT指導時に鼻咽頭疾患が認められる場合には，耳鼻咽喉科医に相談するとよいでしょう．MFTの指導を行うこと自体は問題ありませんが，患者さんには鼻咽頭疾患がMFTの効果を妨げ，指導効果に限界があることを説明しておく必要があります．

Q.15 アデノイド肥大の患者さんにはどのように対応しますか?

A. アデノイド肥大は10歳前後がピークであるといわれていることから、外科的な対応は10歳以降に様子をみながら検討します。しかし、明らかにアデノイド肥大が口呼吸の原因と思われた場合など、10歳以下であっても外科的な対応を行ったほうがよいケースもあります。
外科手術後、ただちに急速拡大装置による上顎骨の縫合性の拡大(12歳までが限度)を行います。さらにMFTの指導により舌を口蓋に吸い上げ、臼歯部で咬合し、のどをつかって嚥下することを徹底させます。

水野　均・水野高夫(歯科医師、医療法人水野矯正歯科医院)

アデノイドとは?

アデノイドとは、のどの周辺にあるリンパ組織の1つで、咽頭扁桃とも呼ばれます。口蓋垂(のどちんこ)の裏側にあるため、口を開けても見ることはできません。このアデノイドは幼児期にあたる3〜5歳ごろに最大となり、10歳ぐらいで退縮する傾向にあります。アデノイドが肥大していること自体を指して「アデノイド」と呼ぶ場合もあります。

アデノイド肥大とは?

アデノイドが肥大すると(図1, 2)、鼻閉により鼻で呼吸することが困難になるため、口呼吸が多くなります。また、夜間のいびきや無呼吸、慢性鼻炎・副鼻腔炎のほか、アデノイドが耳管開口部を塞ぐと滲出性中耳炎が合併し、慢性化すると難聴になる場合もあります。鼻呼吸が難しいため、鼻腔の反復的な閉塞により顎顔面形態と歯列が影響され、アデノイド顔貌になることもあります。睡眠時無呼吸症候群が合併すると、漏斗胸、胸郭の変形が生じる小児もおり、夜間の低酸素血症により眠りの質が低下し、昼間の眠気、集中力低下が生じます。そのほか、食べ物ののみ込みにくさや繰り返し高熱を出す慢性扁桃炎を呈する小児もいます。

耳鼻科での検査の必要性

アデノイド肥大は、耳鼻咽喉科における内視鏡・X線検査により患部の大きさ、広がりなどを調べることで診断します。また、夜間の呼吸状態、眠りの質を評価するため、終夜睡眠ポリグラフ検査が行われ、手術の可否が検討されます。アデノイド肥大は子どもが成長する重要な時期に起きるので、耳鼻科、睡眠外来などで評価を受けて、適切に治療・管理を行うことが大切です(図3)。

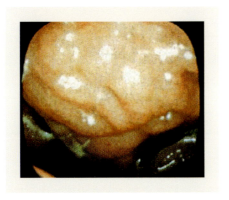

図1　アデノイドの肥大像

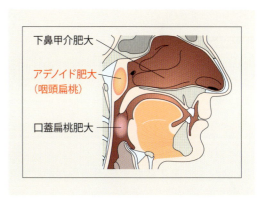

図2　アデノイド（咽頭扁桃），口蓋扁桃，下鼻甲介の肥大像

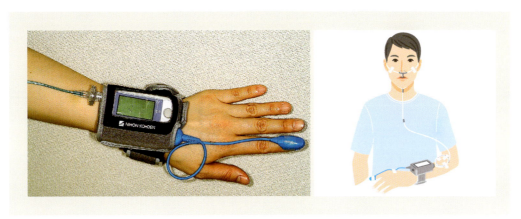

図3　睡眠時無呼吸症の判定に使われる簡易検査機（SAS-2100：日本光電）

手術をいつ行うか？

　耳鼻科の診察では，アデノイドが生理的に退縮する10歳ごろまで経過観察と診断されることが多くあります．しかし，いびきがひどく睡眠時無呼吸症候群の病状が重い場合，低酸素血症が著明で，睡眠の質が低下し，昼間の眠気，多動，成長発達の遅延，漏斗胸および陥没呼吸が問題となっている場合，1年に4回以上高熱を繰り返す口蓋扁桃炎があるとき，扁桃とは別に腎臓，皮膚の炎症，リウマチ熱を引き起こす場合（口蓋扁桃の病巣感染）では積極的な手術が検討されます．

アデノイド肥大の子どもに対するアプローチ

　アデノイドや口蓋扁桃の肥大は，鼻呼吸を妨げ口呼吸になることで低位舌を引き起こします．このような条件下でのMFTは難しく，指導効果が上がりにくい，習慣化が難しく後戻りしやすいなどの問題があります．そのため，可能な範囲でのMFTの指導になることを保護者や本人に説明し，了解を得ておく必要があります．

Q.16 気がかりな行動をする子どもにはどのように対応しますか？

A. 発達障害と診断された子どもだけでなく，行動が気がかりな子どもに対しては，患者さんそれぞれの特徴を把握し，個人に合わせた目標を設定することが大切です．レッスンを正しく覚えてもらうために患者さんに合わせたさまざまな工夫をすることは，効果を確実にするために重要なことです．保護者の協力を得ることも大きな力になります．

澤　秀一郎（歯科医師，沢矯正歯科医院）

北澤真佐子（歯科衛生士）

行動が気がかりな子どもへの対応

①個性を知る

最初に，学校での様子も含めた情報を保護者や本人から聞き取ります．好き嫌いを知っておくことで子どもに合った指導ができ，苦手なことや嫌いなことを避けたり，別な方法を準備したりできます．

②安心感を与える

できるだけ同じ指導者が指導を行うことで子どもは安心します．来院後すぐに指導に入らず，最近楽しかったことなど，雑談でリラックスさせるのもよいでしょう．おしゃべりが止まらない子どもでは，その子の思いを受けとめたうえで雑談が長くなりすぎないように注意します．けじめをつけることも大切です．

保護者との連携

発達障害と診断されている場合には保護者と問題を共有しやすい環境にありますが，保護者が発達障害を認識していなかったり，受け入れていない場合も少なくありません．そのような状況を考慮したうえで，本人や保護者とコミュニケーションをとっていく必要があります．また，家庭での練習は保護者にみてもらうことがMFTの効果を得るためにとても重要です．

保護者への指導

正しい方法で練習をしてもらうために保護者にもMFTの練習をいっしょに行ってもらいます．こうすることで，難しいところや力の入る部分などが理解でき，保護者が子どもに指導しやすくなります．

また，発達障害の子どもの場合，その子のペースに合わせて行うためにトレーニングが長期間に及ぶ可能性を事前に伝えておきます．写真や動画などで指導前後の変化を確認することで，モチベーションを維持していくことが大切です．

- 達成感をもたせる
  → 1つのレッスンをいくつかに区切って行うことにより，達成感を得やすくする
- 能力に合わせたレッスン量とする
  → 集中できる時間が短いことは発達障害の特徴．やることが多いと感じると雑になり，やらなくなるため，レッスン量を調整する
- 調子が悪そうなときは無理をしない
  → 学校で何かがあったり，疲れた様子があるときには無理をせず，「今日はこのエクササイズ1つだけで終わりにします」と説明してから行う

表1　行動が気がかりな子どもに対するMFT指導の工夫

- 繰り返し確認する
  → よく理解していなくても「わかった？」と聞くと「うん」「はい」と返事をする傾向がみられる．目を合わせて話し，繰り返し確認する
- 真似してもらう
  → 低年齢児では練習を見守るだけではなく，向かい合わせでいっしょに行うことが有効．真似してもらいやすく，「やらされている」感じを軽減できる
- レッスンのやり方を録音，録画する
  → 家庭で正しく練習を行うことができる
- ほめる機会を増やす．指導者といっしょに喜ぶ
  → 頑張ったときや上手にできたときにはすこしおおげさにほめ，指導者が喜ぶ姿を見せるとやる気につながる

表2　レッスンを正しく覚えてもらう工夫

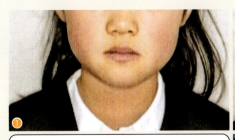

主訴：前歯のでこぼこ，咬み合わせが反対
矯正診断：下顎前突，反対咬合，叢生
所見：低位舌，前方突出，上唇の翻転，落ち着きがない，話を聞くのが苦手，話し出すと止まらない，小さなことでも気にしたり心配すると保護者より話があった

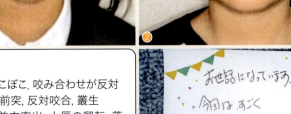

アプローチの工夫
- 集中できる時間が短い
  → 先に子どもとレッスンを行ってから保護者に説明する
  → レッスン開始前に話を聞く時間をつくり，気持ちを落ち着かせてから開始した
- 理解力が低い
  → 保護者にもレッスンを覚えてもらい，家庭でも指導してもらった
  → レッスンをいくつかに分けることで，達成感が得やすくなり，やる気につながった
- モチベーションの維持
  → 頑張ったとき，できたときには喜び，大げさにほめた
  → 保護者に対して，写真や数字で具体的に変化を説明した
  → 毎日の練習量が減ってきたときに，食べ物を用いるレッスンの追加でやる気を出させる

図1　気がかりな行動をする女児の症例
❶初診時年齢5歳11カ月
暦齢に対して精神年齢が低いと思われたため，レッスンを単純化し，1回のレッスン量を減らして対応することとした．また，保護者の協力が重要であることや期間がかかることを保護者に説明し，了解を得たうえで開始した
❷矯正治療は成長を待って行う予定のため不正咬合の改善はないが，口唇の形態改善がみられ，咬合力も改善した
❸保護者が指導者のエクササイズを録画し，家での努力を報告してくれるなど，良好な協力が大きな成果につながった．また，食べ物を用いるレッスンを行うことで喜んで協力してくれた

Q.17 口唇裂・口蓋裂の子どもにはどのようなMFTを活用しますか?

A. 口唇形成手術により硬くなった組織を改善するために、上口唇のストレッチを行います．また、口蓋閉鎖手術により上顎歯列が狭くなり低位舌となるため、歯列拡大と同時に舌位改善のためのMFTを指導するとよいでしょう．

鮎瀬節子（歯科医師，あいがせ矯正歯科）

口唇裂・口蓋裂の特徴

口唇裂・口蓋裂の患者さんには，永久歯の先天性欠如，反対咬合，上顎歯列弓の狭窄，上顎前歯の叢生などの不正咬合が認められ，その結果，口腔周囲筋の機能に問題が起こります（図1）．また，筋機能に障害が起こることで，さらに不正咬合が進行しやすく，筋機能障害が改善されないと矯正治療後の安定が得にくくなります．

口唇裂・口蓋裂とMFT

①口唇裂

口唇裂の子どもでは，乳児期に口唇の形成手術を行います．裂部口唇の組織は少ないため，口唇を形成する際に大きな力がかかります．また，手術により瘢痕組織が形成され，さらに口唇の緊張が大きくなります．そのため，多くの症例で，顎顔面の成長に従い，非裂側に比べ裂側の口唇の成長が悪く，ひきつる傾向がみられ，左右が不均衡になったり，裂部が強調されたりすることがあります．そのような場合，硬くなった組織を改善するために上口唇のストレッチを指導するとよいでしょう（図2）．

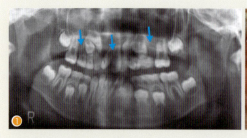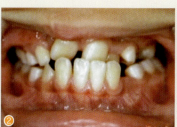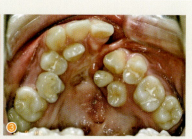

図1 口唇裂・口蓋裂の症例
❶永久歯の先天性欠如　❷反対咬合　❸叢生，上顎骨の側方狭窄

上唇の形成手術後に緊張した上唇を伸ばす訓練

- 唇を横に伸ばし"イー"、口を尖がらせて"ウー"と声を出しながら、緊張が強い上唇と鼻の下を伸ばすように力を入れ、弛緩した下唇を引き締める
- 朝、晩5回、10セット行う（できるようであれば増やす）
- 瘢痕組織が軟らかくなり、緊張感は少なくなるが、組織が変わるわけではないので完全に正常な皮膚と同じにはならない。患者さんの努力を考慮して、目標は可能な範囲に設定する

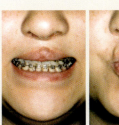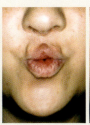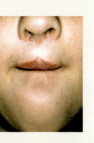

図2 口唇の緊張を和らげる訓練

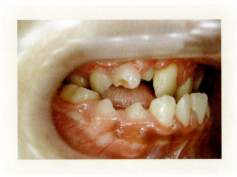

図3 口唇裂・口蓋裂と低位舌
口唇口蓋裂の患者さんでは、上顎歯列が狭窄しているため、低位舌になっていることが多い。矯正治療で上顎歯列の拡大を行って口蓋が広くなっても自然に舌が挙上してくる場合ばかりではない。拡大された上顎歯列を維持するためにも舌の挙上が必要である。舌挙上訓練の開始は低年齢のほうがよいが、上顎歯列が狭いためうまくいかないときには上顎歯列の拡大と同時に行うとよい

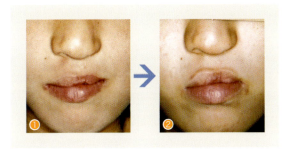

図4 左側唇顎口蓋裂への口唇の訓練の応用
上唇が下唇に比べ薄く、上下口唇のバランスが悪かったが（❶）、口唇の訓練によりバランスがよくなった（❷）

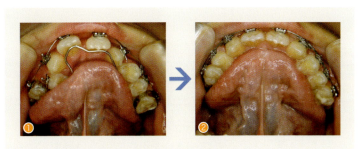

図5 右側唇顎口蓋裂への舌挙上訓練の応用
上顎歯列が狭窄し低位舌だった（❶）。上顎歯列を拡大するとともに舌挙上訓練を行い、十分舌を挙上できる筋力がついた（❷）

②口蓋裂

　口蓋裂の子どもでは、口蓋閉鎖手術を行いますが、口蓋の破裂部を閉鎖するにあたり、口蓋に瘢痕組織が形成されます。瘢痕組織は、上顎の前方、側方への成長発育を抑制するため、反対咬合や上顎の狭窄歯列につながります。上顎が前方にも側方にも狭窄することにより舌は挙上しにくくなり、ほとんどの人が低位舌になります（図3）。低位舌になると口呼吸になりやすく、下顎骨は時計回りに回転し、顎骨形態はハイアングルになる可能性が高くなります。

　このような場合には、上顎歯列の拡大を行い、舌が挙上できるように舌位改善のためのMFTを指導します（図4, 5）。また、咬筋の強化を促進するための噛む力を促すトレーニングも行います。

Q.18 ダウン症の子どもには、どのようにMFTを指導しますか？

A. ダウン症（ダウン症候群）の子どもは、舌が大きく開咬が多くみられます。そのため、舌機能の強化と口唇閉鎖のトレーニングを考えます。しかし、ダウン症では中顔面が小さいことが最大の特徴であり、鼻腔も狭い傾向にあるため、MFTの指導を行う前には鼻呼吸が可能かどうかを確認することが大切です。また、全身の筋力が弱く頸椎に異常があることや、知的発達の遅れによる理解の困難さも認められます。疾病の罹患状況、発達に伴う療育のかかわり方などで後天的に獲得する口腔周囲の筋活動には非常に大きな個人差がありますから、症候群特有の特徴と個性を見抜いて、適切な方法をみつけましょう。鼻呼吸が可能な子どもには口唇閉鎖の訓練を、舌を自分の意思で動かすことが苦手な子どもにはスポットやリップトレーサー（ p.14, 40, 42参照）からMFTを始め、課題は少なめに、ゆっくり根気強く支援しましょう。

森下　格（歯科医師，天神矯正歯科クリニック）

ダウン症とは？

ダウン症は、21番染色体のトリソミーによって惹き起こされる先天性の疾患症候群です。およそ1/1000の頻度で生まれるといわれていますから、比較的臨床現場で出合うことが多い疾患です。先天性心疾患があれば観血処置での抗菌薬の予防投与が必要ですし、環軸椎不安定あるいは脱臼の既往があればデンタルチェアでの急な姿勢の変化や無理な仰け反りは重大な注意事項です。

ダウン症の口腔の特徴

口腔周囲の状況について、まず機能面から診ていきます。ダウン症によくみられるのは弛緩した口唇と舌突出癖です。中顔面の発育不全は鼻腔の狭窄を伴うことから、軽微な鼻疾患が鼻閉塞感をもたらし口呼吸が高頻度で発生するために口が開いてしまいます。また、全身の筋力低下は口腔周囲筋にも波及し、口唇閉鎖を困難にしています（図1）。骨格的には眼窩から下方、中顔面が小さく、真ん中に集まっているため外観としてはアーモンド状の目、狭い鼻翼と鼻孔、そして口腔内では狭い上顎歯槽部を認めます。

口唇が弛緩した子どもでは、前歯の唇側傾斜とそれによる空隙歯列が特徴的です。遺伝形態がストレートタイプであるのに21トリソミーによる影響で上顎が小さいと上顎後退症（相対的下顎前突症）となり、下顎前突に下顎前歯唇側傾斜が重なると重度の開咬となります。咬合に対する環境要因をできるだけ低減するためには、低年齢からの鼻呼吸習慣の獲得がもっとも重要です。上気道の易感染性があるので医科的対応をしたうえで、口唇閉鎖の習慣づけを徹底したいところです。

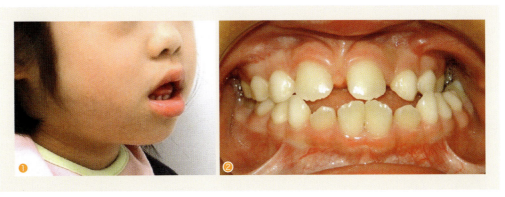

図1　ダウン症の7歳女児
❶ 口唇閉鎖不全と舌突出癖がある　❷ 咬合は不安定でいろいろな部位で噛むことができるが，咀嚼時には咬合接触するところまで達していないと推察される
ダウン症の子どもには口腔周囲筋の筋力低下があり，単純上下運動を中心としたチョッピングタイプの咀嚼を行っていることが多い．習慣性咬合位が不安定で舌のはみ出しも起こりやすいため，咀嚼時に鼻呼吸をしながら唇を閉じて奥歯で噛むことから教える

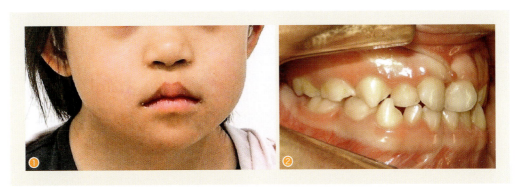

図2　ダウン症の5歳女児
❶ 口唇閉鎖ができている　❷ 咬合は安定しているが乳歯列にもかかわらず叢生を呈している
当院では，地域の療養施設でダウン症の患者家族に口唇閉鎖と舌運動機能賦活の重要性を伝えている．本症例のように3歳以前から口唇閉鎖の習慣ができていて舌も大きくない子どもでは，正しい被蓋を獲得できることがある．その場合でも，形態的に上顎が小さいため乳歯列から叢生を呈していることが多い

ダウン症の子どもへのMFT

　ダウン症児の発達の遅れがMFTの障壁となる可能性は否めません．しかし，MFTを奏功させるためにはモチベーションの維持が大切ということはダウン症にかかわらずすべての子どもに共通しています．

　本人がその目的を理解して意識を高く持ち続けることは難しい場合もありますが，練習内容をシンプルにして，練習の数を減らし，段階的な目標設定をして根気強く続けられる工夫をすることが大切です．そのためには，身近にあるスマートフォンやタブレット端末で動画を撮影しながらの支援が役に立ちます．録音の音だけ聞くよりももっと楽しく練習ができるようで，飽きずに続けてくれます．そして何よりも，両親や施設の職員などの支援者側にもやりがいを感じてもらえるような目標づくりと変化を確認できるしくみづくりが，支援者が燃え尽きることなくモチベーションを維持しながら一歩ずつ進むことにつながっています．

Q.19 障がい児のよだれには、どのように対応しますか？

A. 障がいの種類、流涎の原因によって対応が異なります。口唇閉鎖トレーニングによってよだれが流れ出ないようにする方法、嚥下の技術向上による方法、唾液分泌量を減らす方法などが考えられます。これらが有効でなければ、よだれとどのように付き合っていくかを検討していきます。よだれとの向き合い方はさまざまです。患者さん本人と心配している保護者といっしょに考えていきましょう。

森下　格（歯科医師，天神矯正歯科クリニック）

よだれ対策へのMFTの応用

　知的障がい者や心身障がい者のなかにはよだれを垂らしてしまう方がいます。よだれは、においや衣服の汚れの原因となるほか、見た目の面でも本人や保護者の悩みになっています。

　よだれ対策にMFTを応用することができるのは、本人とコミュニケーションがとれ、「よだれがこぼれないほうがよい」という考えを共有できたときです。パーキンソン病などで後天的に流涎が起こった場合は、本人がMFTへの動機を強くもつのですが、生まれつき知的障がいがある方では動機づけが困難な場合も少なくありません。

①口腔周囲筋の筋力が弱い，あるいは未発達

　ミオパチーや筋ジストロフィーで筋線維のターンオーバーに異常がある場合では、筋力トレーニングは不適当です。筋力が弱い場合、口腔周囲筋のつかい方とつかうタイミングを覚えるように誘導します。「ほかの子はときどき唾液をのみ込んでいる」ことを伝えて意識してもらいます。のみ込み方は上手でなくてもいいので、頻回に唾液をのみ込む経験を繰り返すよう声がけをします。

②唾液嚥下にかかわる学習ができていない

　①と同様に、上手でなくても嚥下ができるのであれば、頻回に嚥下をすることを経験してもらいます。同時に可能であれば口唇閉鎖習慣を意識しましょう。通常の筋力があるならストローを使ったリップエクササイズが役に立つでしょう。

③重度の開咬など形態的に口唇閉鎖ができない

　可能ならば矯正治療で容易に口唇閉鎖ができる形態を獲得できると、トレーニングが楽になることもあります。巨舌症による開咬の症例では舌縮小術も検討します（◉p.135「舌が大きい人・大きく見える人にはどのように対応しますか？」参照）。閉口筋

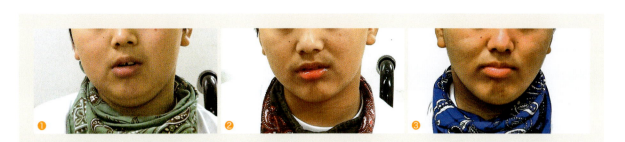

図　初診時7歳，男子．四肢麻痺
移動にはバギーを使用．手指は動くがコントロールは困難．主訴は「前歯が咬まない，よく噛めていない気がする」．上顎狭窄，前歯部水平的開咬，臼歯部交叉咬合が認められた．永久歯への交換を待って矯正治療を開始する計画を立て，それまで口唇閉鎖の習慣づけや，鼻疾患対策について支援することとした
❶ 10歳．鼻呼吸をしているが無意識では口が閉じない
❷ 12歳．反抗期を迎え，アプローチがしにくくなった
❸ 16歳．流涎に対しての意識を高くもつことができている．前年よりのマルチブラケットによる矯正治療で上顎前突が改善したが，開咬が残っているので矯正治療継続中．口唇閉鎖の意識づけを続けるも，気が緩むと流涎があるので服が汚れないようにスカーフを巻いている

の麻痺があって臼歯の過萌出や狭窄が開咬の原因になっている場合は，矯正治療後にも開咬が再発しやすいので注意が必要です．形態改善後に口唇閉鎖の習慣化に挑戦します．

④鼻呼吸ができず，常時口呼吸で口唇閉鎖習慣がない

　鼻疾患があって口呼吸がある場合は，鼻疾患を先に改善してもらいましょう．唾液が口腔前庭部にたまっているとあふれやすく，口腔乾燥を伴って口臭の原因にもなります．

⑤口腔周囲の神経筋機構の不調和，神経麻痺などで嚥下様相に乱れがある

　先天性の神経筋機構の不調和がある患者さんはかなり困難な状況にあります．生まれつきの問題ですから，過去に上手に嚥下ができたことがなく，成長とともに反復して覚えるということもできません．小児科の主治医に「できること・してはいけないこと」を確認し，相談しましょう．
　後天的な神経の麻痺ならば，かかりつけ医の治療を中心に据えたうえで，補充的に筋委縮を防ぐマッサージなどを行うと後遺症が残らずに回復することもあるようです．これらは医師の指導の下に行われ，いずれにしてもMFTの対応の範疇を超えています．

⑥唾液分泌量が異常に多い，あるいは過敏で頻繁に唾液分泌量が増える

　海外では流涎に対して特異的な薬剤ムスカリン作動性抗コリン薬の投与の報告もあります．国内でも病的に唾液量が多い場合，通常量でも一時的に唾液分泌を抑えたいときに処方されることがあります．薬剤については主治医への相談が必要です．

　障がいのある患者さんに対してエビデンスを基盤とした医療を行うためには，確実に成果が出る保証がない治療に対して必要以上の要求をするのは望ましい姿とはいえません．しかし，何もできないという宣告も患者さんの自己否定感につながりかねません．そのため，生活のなかでの困りごとに共感しながらいっしょに解決策を考えていくナラティブベースのおつき合いが求められます．MFTの目的と意義，そして歯科治療の一環としての位置づけを明らかにしながら長期的支援策を立てることが大切です．

Q.20 子どもの指導時の保護者への対応は？

A. 現在，共働きの家庭や塾・習いごとなどで忙しい子どもが増加するなど，子どもをとり巻く環境はさまざまです．そのため，MFTの指導時には保護者や子どもの背景を理解したうえで，十分な理解や協力を得られるような動機づけが必要です．

また，MFTを指導する医院側の工夫や歯科医師をはじめとするスタッフのチームとしての情熱，そして患者さんや保護者との信頼関係も大切です．MFTを開始する時期を見定め，無理のない練習方法で楽しくMFTを成功させましょう．

舩木純三（歯科医師，ふなき矯正歯科経堂クリニック）

保護者の協力と理解を得るためには？

　保護者には写真・ビデオ・模型などを用い，MFTのメリットを視覚に訴えながら説明します．また，子どもの舌や口腔周囲筋の状態を計測器（図1）で調べて客観的に提示することも有効です．伝えるときは「計測結果が悪い」などの否定的な言葉をつかわず，「練習すればよくなりますよ」と肯定的なイメージで説明します（図2）．さらに，患者さん本人や保護者に心理的抵抗感を与えないように，一方的で断定的な説明ではなく，「～してもいいですか？」「やってもらえますか？」などの言葉をつかって，同意を得ながら話します．

　また，保護者には子どもといっしょにMFTを行うと，表情筋の訓練になり二重あごやほうれい線，鼻唇溝の改善など美容と健康によいこと，食事がおいしく食べられるようになること，発音が改善し，仕事・プライベートの両面でメリットがあることなどを伝えます．練習中には「正しい舌の位置は？」「舌のトレーニングに必要なことは？」など質問することで理解度を確認します．正しい答えではない場合は，保護者の答えを否定

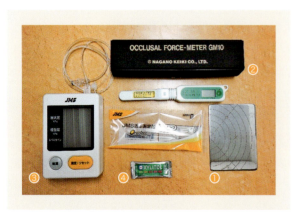

図1　口腔機能の計測器（❶鼻息鏡，❷オクルーザルフォースメーター（咬合力測定器），❸JMS舌圧測定器 ❹キシリトール咀嚼チェックガム

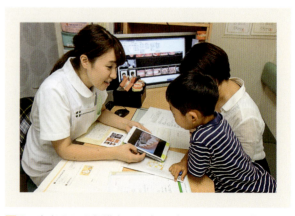

図2　患者さんや保護者に写真やビデオを用いて説明する

せず，肯定した後に，再度MFTに必要な知識に絞って正しい答えを返します．

子どものやる気を引き出す方法

保護者と子どもはいっしょに練習を行い，言葉や態度でほめます．もし，保護者がいっしょに練習ができないときは，保護者があらかじめ録画しておいた練習動画を見ながら1人でもできるようにします（図3）．そして，保護者に時間があるときに子どものエクササイズをチェックしてほめてもらいます．

指導者だけでなく保護者にも，子どもの「向上心」をくすぐるような「あなたならできる」などの言葉がけをしてもらいます．子どものやる気が下がったときは，楽しくできるエクササイズを選びます．

練習課題は一度に多くせずに，無理なく進められるよう細かい目標を設定して，すこしずつ達成感をもってもらいます．また，小学校低学年の子どもには論理的に指導するのではなく，練習の手順を具体的に教え，楽しい雰囲気をつくります．

塾や習いごとなどで練習時間が取れない場合の対応

MFT開始時に，子どもと保護者の1日の生活リズムや，1週間のスケジュールを確認します．忙しくても必ず1日10分程度の時間は取れるよう，保護者と子どもにMFTの練習をする時間を決めてもらいます．例えば，「入浴中」や「夜の歯磨き後」など具体的に決めてもらうと効果的です．また，MFTへの協力が得られないときは，矯正装置などの併用も検討していきます．どうしても練習時間がとれないときは，一時MFTを中止して再度開始時期を検討することも必要です．

指導方法や指導用媒体について

現在，MFTに関する多くの書籍がありますので，これらを参考にして，医院に合った冊子や指導用媒体をつくることをお勧めします（図4）．また，歯科医師とスタッフでMFTの勉強会を開いて，一人ひとりに合った指導計画，保護者，子どもへの対応方法などを院内で話し合います．指導方法の例として，1つ目標がクリアできたときや最終目標に到達した場合は，保護者や患者さんに終了証や文具等のご褒美を渡すこともあります（図5）．

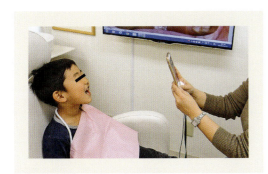
図3　スマートフォンの活用

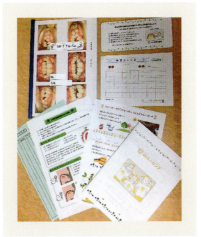
図4　当院で使用しているMFTの指導用媒体

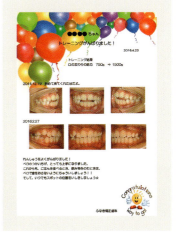
図5　終了証

Q.21 非協力的な子どものやる気を引き出すには？

A. 子どもの行動ステップを理解し，その子がどのようなアプローチをすると行動が変わるタイプなのかをよく見極めましょう．行動ステップの段階によって，アプローチの仕方を変えるとよいでしょう．ときにはやる気になる「時期」を待つ余裕も必要です．

井上 和（歯科衛生士, K's seminer主宰）

相手のやる気を引きだす，コーチング的アプローチ

すべての子どものやる気を引きだす魔法の言葉はありません．子どもは大人には想像もできない発想をしたり，行動をとったりするため，説明や説得がまったく功を奏さない場合もあります．そんな子どものやる気を引き出すことは，一筋縄ではいきません．まずはこちらが子どもとの時間を楽しむ余裕をもつことが大切です．相手をよく観察し，その子がどうすると行動が変わるタイプなのかを見極め，その子に合わせた方法で導くのがコーチング的アプローチです．

人はものごとを行動に移すときに，図のようなステップを踏みます．この各段階によって，アプローチを変えていくことが重要です．

興味がある？ ない？

MFTに興味がない子どもには興味をもたせるようなアプローチが必要ですし，すでにMFTを行っている子に対しては，行動を継続させるようなアプローチを行っていくことが有効です．

理解力が高い子ども

理解力が高く，MFTを行うことにどのような意味があるのかを知ることで行動が引き出されるタイプなら，「説明」というアプローチもよいでしょう．しかし，子どもに対しては「この行動が将来にわたってあなたの健康を守ることになる」という正統なアプローチが響かない

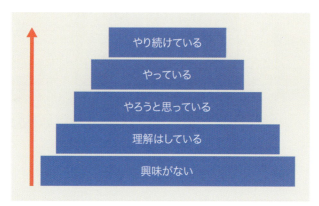

図 行動のステップ

こともよくあります．なぜなら，「80歳になっても自分の歯で噛みたいですよね」という大人には十分納得できるような話でも，多くの子どもは自分が20歳になる実感すらないのです．

子どもの無意識にはたらきかける

多くの子どもの行動には確かな理由がなく，行動の理由が「なんとなく」であることが多いものです．この「なんとなく」という無意識にはたらきかけるアプローチも効果的です．そのためには，MFTに対する指導者の熱意を伝える方法が有効で，とにかく「これは絶対にいまやっておいたほうがいい！」と熱く語りかけます．大人に対してこれを行うと距離をとられてしまうことがありますが，子どもには効果があります．「ほんとうにこれは大事だから」「絶対やっといてよかったって後で思うから」と話し，子どもに"なんだかわからないけれどやるしかない"と思わせます．

やろうとは思っている子ども

MFTをやろうとは思っているけれど毎日はできていないとか，やってはいるけれどきちんとできていないような子どもに対しては，その子どもと親しくなることで「MFTをやって相手を喜ばせたい」と思わせる，毎回やったことをほめ，またほめられたいと思わせるというのも効果があります．練習に取り組んだ日にシールを貼るカレンダーを利用してゲーム感覚で楽しませる，続けたらご褒美をあげる，というようなアプローチも効果があります．子どもは飽きやすいので，このような楽しくなるしくみを取り入れることがMFTの継続につながります．

モチベーションを上げるために

また，指導の途中で質問をするのもよいでしょう．「MFTをするとどうなると思う？」「これを続けるとどんないいことがあると思う？」などの質問をし，自分で考えさせることで，MFTに取り組む理由を本人のなかでより明確にさせ，モチベーションを上げます．ここで重要なのは，本人が考えた理由を否定しないことです．「背が伸びる」とか「お菓子が食べられる」とか，子どもはときとして突拍子もないことを言うものです．答えが間違っていると思っても，「あなたはそう思うのね」と受け取ります．よくある誤解は，自分はこう考えるので，相手も同じように考えるだろうと思い込むことから起こります．相手には相手の考え方があり，行動の理由があります．まずは気持ちを受け止めてあげましょう．よくないのは，「なんでやらないの！」「いつになったらやるの！」と責めることです．質問の形をとっていますが，これは詰問です．子どもは行動の理由が自分でもはっきりしていないことが多いので，こういう"嫌な感じ"のアプローチをする指導者を避けるようになり，怒られるのが嫌なので「やっている」と嘘をつくようになりかねません．

中高生になると，指示や命令に対し自分の自由や独立が制限されるような気がして，それがいかに自分のためになろうとも抵抗を示すというしくみがはたらきます．この時期には，「あなたはいまどのような状態で，将来このような問題が起こる可能性があり，それを回避するためにはMFTが必要です」と理路整然としっかり伝えるのがよいでしょう．子どもごとにやる気になる「時期」は違います．子どもが自発的に取り組める時期を待つ余裕も必要です．

COLUMN

態癖と不正咬合

石井武展（歯科医師，東京歯科大学歯科矯正学講座）
山口秀晴（歯科医師，やまぐち歯科・矯正歯科）

態癖とは？

　口腔習癖と一線を画した領域で不正咬合と関連があるものに"態癖"があります．態癖とは，頬杖や寝方の癖など日常生活のなかで無意識に行い顔や上下顎骨の成長に悪影響を及ぼすさまざまな習癖のことで，これを長期にわたって行っていると顔面が曲がったり，非対称になったり，脊椎が前方や側方へ曲がる原因となります．また，これらの癖は不正咬合に関連することがわかってきました．

　歯は，上顎骨と下顎骨に植わっており，舌や口の周りの筋肉の応力を受けて安定した位置に生えています．では，上下顎の骨はどのように形づくられるのでしょうか？　顎の骨の概形は，遺伝に従うとされています．たとえば，親と子どもの顔や一卵性双生児の顔は似ています．ただ，遺伝がすべてではなく，成長期に顎にかかるさまざまな外力が顎の形を変形させるという報告があります．

　これらの外力が，骨を変形させることは我々も知っています．たとえば，中国でかつてあった纏足やフランス，ロシア，スカンジナビアにおける乳児の頭にバンドを強く巻くことによる人工頭蓋変形などが知られています．つまり，成長期の顎骨に物理的刺激を長時間・長期間与えるとその応力に反応するように顎骨が変形し，その顎骨に植立する歯は土台である顎骨の位置に従って並びます．とくに，変形が顕著になることによって生じる不正咬合の種類には，下顎骨側方偏位や顔面非対称，顎変形症などの骨格性異常が挙げられます．

態癖と不正咬合との関連

　それでは，どのようなときに物理的刺激が顎骨にかかるのでしょうか？　我々はこのような姿勢をしているときに加わっている側方圧を測定するため，布団の上に横向きうつ伏せ寝になり，腕に計測器を置いてその上に頬部をのせた姿勢をとってもらいました．すると，腕には40Nの重みがかかっていることが計測されました．また，机の前に座った状態で腕の上に顔をのせ，横を向いてうつ伏せ寝をした状態（図1）では下顎角部に25Nの重さが計測され，頬杖をついて本を読んでいる状態（図2）では20Nを測定しました．また，動物実験で成長期のラットの下顎骨に側方外力を加えつづけると，下顎骨は応力に従い側方に成長し，下顎の正中が側方へ偏位することがわかりました．

Column

　では，純粋に応力だけが問題なのでしょうか？　近年わかってきたこととしては，物理的刺激も大きな要素ですが，顎の周りを取り巻く筋肉も重要なはたらきをしていることが判明しました．特に下顎には，顎の位置を規制するさまざまな筋肉が付着しており，その筋肉の大きさがその付着部位の発育を左右するといわれています．応力により伸ばされた筋肉や損傷した筋肉は，修復機序のはたらきにより，筋肉トレーニングを行った後のように太くて強い応力を発揮するようになります．逆に，骨折などでギプスをした部分など，筋肉を動かさないでいると，「廃用性萎縮」といって筋肉が細く弱くなってしまいます．そのため，顎骨を取り巻く筋肉のアンバランスについても顎骨の形態変化や不正咬合に影響を与えると考えられます．

　前述の頬杖やうつ伏せ寝以外にも，エビデンスはないものの長時間，長期的に顎骨に応力をかけるような，幼いころからバイオリンや管楽器を長時間演奏することなどは，顎骨がこの応力に適応するように成長発育することも考慮に入れなければならないかもしれません．もちろん，これらを行うことが悪いことであるという誤解を避けるために付け加えますが，これらには不正咬合を引き起こす閾値があると考えられ，通常は問題を引き起こさないと考えられます．その閾値には，個体差があるために証明が難しいとされています．

　これらをまとめると，態癖も不正咬合の一要因となることが示唆されます．日常の生活習慣のなかで，「成長期」に「長時間」および「長期的」に顎や顔面に「強い応力」をかけることを防止することは，不正咬合を予防するために重要です．すでに顎や顔に変形が認められる場合には，その態癖を除去することが改善の一助になり得る可能性が示唆されています．直接MFTとかかわりは少ないかもしれませんが，態癖を知ることは不正咬合を予防し，MFTを成功に導くことの助けになると考えられ，広く応用されています．

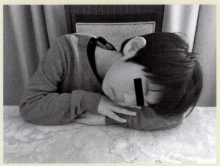

図1　睡眠態癖
顔の片側（左側）に応力を加えていないか？

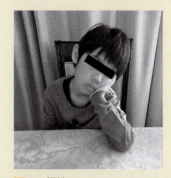

図2　頬杖
勉強中やテレビを見るとき，頬杖をついて下顎を左から右へずらしていないか？

> 成人期

成人の口腔機能とMFT

高橋　治（歯科医師，高橋矯正歯科クリニック）

成人期におけるMFTの位置づけ

　成人に対するMFTの意義や目的について述べる際に，臨床家によってさまざまな見解が出されることがあります．それは「そもそもMFTとは何か」という定義が，多様だからです．

　MFTを口腔リハビリテーションの一種として捉える場合には，加齢に伴う「オーラルフレイル」や「口腔機能低下症」（p.152　Column「オーラルフレイルと口腔機能低下症」参照）などを防止し，日常生活の質や全身の健康の向上に貢献するといった意義をみいだすことができます．ただしその際には，老年医学，老年歯学，摂食嚥下リハビリテーション，障害者歯科学など，境界領域の専門家との情報交換や連携が必要です．このことを十分に踏まえたうえであれば，超高齢社会のニーズに合ったMFTのさらなる展開が期待できると思われます．

MFTは「歯列の正常な形態を維持するための環境づくり」

　一方，MFTの元々の目的は，「歯に加わる筋圧の不均衡に起因する歯科的な問題の解決」（p.10～「MFTの基礎知識」参照）です．MFTの対象患者は「食べたり，のみ込んだりすること自体の不自由さはあまり生じていない」にもかかわらず，「筋機能の不調和」によって，歯科治療や矯正治療がうまく進行しなかったり，リラップス（後戻り）が生じたりしています．このような筋機能に起因する歯科的な問題を解決することこそがMFTの本来の意義であり，MFTとは「歯列の正常な形態を維持するための環境づくり」であると言えます．

　以下の項では，成人において，歯に加わる筋肉からの力をいかにコントロールし，歯列・咬合を長持ちさせるか，という方策についておもに述べていきます．

　具体的には，成人のいわゆる「舌癖」への対応に加え，ブラキシズムやTCH（Tooth

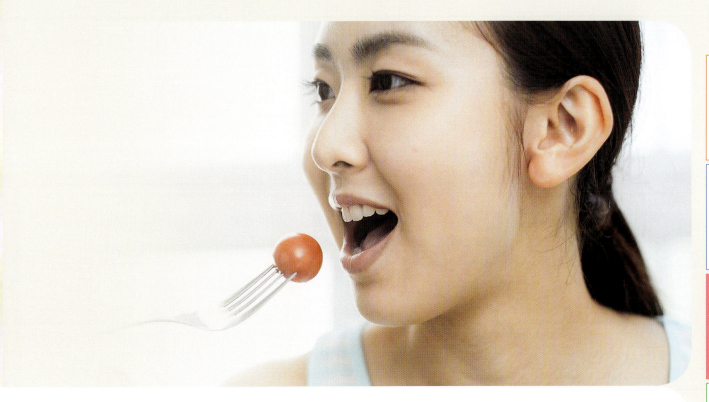

Contacting Habit, 上下歯列接触癖) の軽減, 歯周治療との関連性などを話題にしていきます.

また, 舌側矯正, 外科的矯正治療, 舌縮小術などといった成人期に施行されることが多い治療へのMFTの活用や,「美」に対する意識が高い成人特有の性質と関連づけたアンチエイジングへのMFTの応用などについても紹介します.

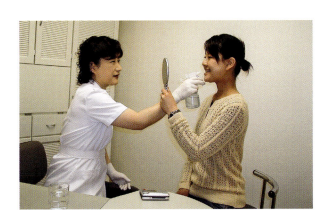

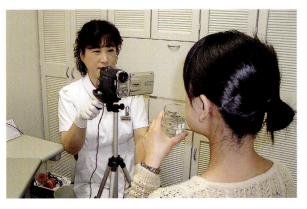

図　成人へのMFTの指導風景

Q.01 成人へのMFTはどのように行いますか？

A. MFTの指導は小児から成人まで幅広い年齢層に対して可能です．成人のMFTの内容は成長期のものと基本的な構成は同じです[1]が，考慮すべき点もいくつかあります．

成人では，成長期にみられるような「MFT単独で開咬が改善する」というような機能の改善に伴う自然な形態変化はほとんど生じません．そのため，矯正装置による形態改善と，MFTによる機能改善を併用する場合が多く，矯正治療の進行状況とMFTの訓練内容とを上手にリンクさせる必要があります[2〜3]．

高橋　治・高橋未哉子（歯科医師・歯科衛生士，高橋矯正歯科クリニック）

成人のMFTでの注意点

図1は矯正治療とMFTを併用した成人の術前・術後の口腔内です．術前には上下の前歯部が突出し，口唇閉鎖時にオトガイの過緊張が生じていますが，術後は上下前歯部が正しい位置に後退し，口唇がリラックスした状態で閉鎖しています．このような症例では，矯正治療によって形態が改善する前にリップエクササイズを行っても効果がないばかりか，正しくない機能が口腔周囲筋に生じてしまいます．したがって，リップエクササイズは口唇がリラックスして閉鎖できる歯列形態になるまで無理に行わないほうがよいでしょう．

また，成人においては，咬頭嵌合位と下顎位との関係を確認しながらMFTを行うことが重要です．成長期の患者さんでは機能的矯正装置により下顎をあえて前下方に位置づけることにより下顎骨の形態や位置に対する整形力を期待する場合がありますが，成人においては，つねに生理的な下顎位を参照しながら矯正治療およびMFTを行う必要があります．

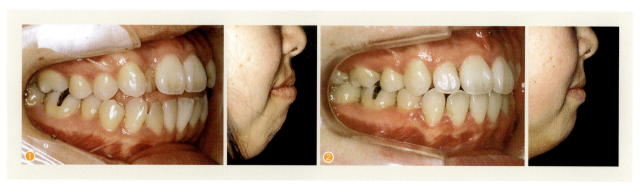

図1 22歳，女性．矯正治療とMFTを併用した成人患者の術前・術後の咬合と口元の変化
❶ 術前．上下の前歯部が突出し，口唇閉鎖時にオトガイの過緊張がみられる
❷ 術後．上下左右第一小臼歯を抜歯し，マルチブラケット装置による矯正治療を行うとともにMFTの指導を行った．上下前歯部が正しい位置に後退し，口唇がリラックスした状態で閉鎖している

成人のMFTとブラキシズム

成人にはブラキシズムが認められることが多いということも、MFTの指導を進めていくうえで重要です．ブラキシズムは、矯正装置の破損、知覚過敏、矯正装置による口腔内の不快感などの原因となり、矯正治療の妨げになりやすいので注意が必要です．成長期の患者さんに対するMFTの訓練では、「筋機能の向上」や「筋力の強化」という面に目が向きがちです．しかし、成人では「緊張しすぎている筋肉をいかにリラックスさせるか」ということも大切で、筋機能全体のバランスを整えることをめざすことがよい結果をもたらします．

舌側矯正装置とMFT

成人では"見えない矯正治療"として舌側矯正装置を希望する方も多いのですが、舌側に装着された装置が舌の動きを阻害しないように工夫をすればMFTは通常どおり行うことができます（ p.124～「舌側矯正治療中の患者さんにMFTを指導する際の注意点は？」参照）．

成人に対する動機づけ

動機づけに関しては、元々の目的意識が成長期の患者さんより高いため協力が得られやすい傾向にあります．自分の口元の美しさが増すことが励みになることも多く、写真や動画を記録し、指導前後でこれらを比較することにより、楽しみながら訓練を続けると効果的です．

成人のMFTの実際

図2-❶はオトガイが後退した骨格性の開咬がある成人の患者さんです．主訴は「前歯

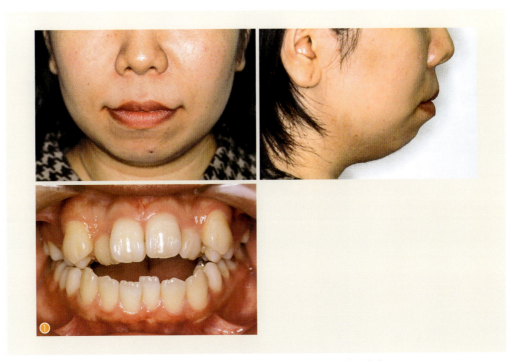

図2 23歳，女性．矯正治療とMFTを併用し長期安定性が得られた成人患者
❶ 術前．オトガイの後退が顕著な口元であり、叢生を伴う開咬が認められた

が合わない．八重歯が気になる．下顎が引っ込んでいる口元の形を治したい」というものでした．顎骨形態の変形が強いため外科的矯正治療も考慮しましたが，本人の希望によりマルチブラケット装置による矯正治療とMFTとを併用して治療しました．前後的・垂直的な顎骨形態の不調和，上顎歯列の大幅な叢生，臼歯のアングルⅡ級対咬関係，下顎前歯の過度な唇側傾斜などを考慮し，上下顎左右第一小臼歯，上顎左右第一大臼歯，下顎左右第三大臼歯を抜歯．これと並行して，嚥下時および発音時の舌突出，前方咀嚼，弛緩した口唇，口唇閉鎖不全，舌の姿勢位の問題などを改善するためのMFTを行いました（図2-❷，❸）．

口腔機能に問題をもつ成人に抜歯を伴う矯正治療を行うと口腔容積が減少してしまうという観点から，歯列の拡大をするほうがよいという考え方もあるかもしれませんが，本症例では歯列の拡大を行っても主訴は改善されず，口唇閉鎖をより困難にする可能性がありました．

動的治療期間は3年7カ月を要しましたが，アングルⅠ級の大臼歯関係および適切な前歯部被蓋が確立され，抜歯空隙は完全に閉鎖されました（図2-❹）．また，MFTにより口腔機能が改善し，初診時にみられた咀嚼・嚥下・発音の不調和や口唇と舌の姿勢位の問題は解消されました．術後13年経過時にも歯列および口腔機能は安定しており，矯正治療とMFTを併用することによって，成人であっても術後の長期安定性が得られることが示されました．

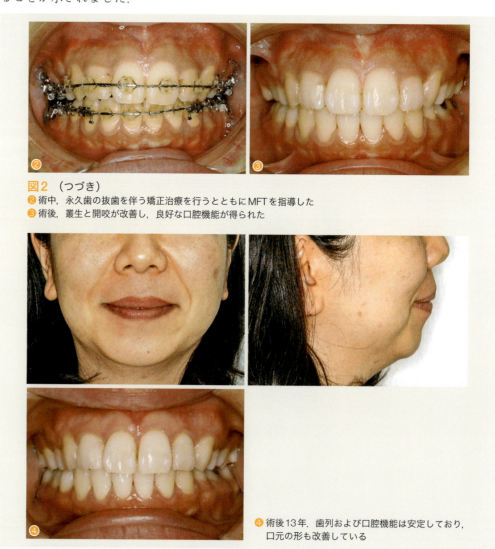

図2 （つづき）
❷ 術中．永久歯の抜歯を伴う矯正治療を行うとともにMFTを指導した
❸ 術後．叢生と開咬が改善し，良好な口腔機能が得られた
❹ 術後13年．歯列および口腔機能は安定しており，口元の形も改善している

Q.02 ブラキシズムのある患者さんにどのように対応しますか?

A. ブラキシズムはときとして,歯・歯肉・歯槽骨とその周囲の組織に悪影響を及ぼすことがあります.ブラキシズムのコントロールのためにもっとも大切なことは,歯を咬み合わせていることに「気づく」ことです.

そのために,口唇・舌・下顎の姿勢位の適正化を意識してもらい,ブラキシズムを意識させるような文言が記載されたカードを活用します(図1).また,咬筋の過緊張の解消には「バイトアンドマッサージ」(図2, 3)の訓練が有効です.

高橋 治・高橋未哉子(歯科医師・歯科衛生士,高橋矯正歯科クリニック)

ブラキシズムとは?

「ブラキシズム」とは,上下の歯をこすり合わせる「グラインディング(歯ぎしり)」,歯を咬みしめる「クレンチング(食いしばり)」など,口腔およびその周囲の器官にみられる習慣的な癖の総称です[1~2].歯を咬みしめていなくても,安静時に上下の歯が接触しているだけで問題が生じることから「TCH(Tooth Contacting Habit,上下歯列接触癖)」という概念も提唱されています[3].

ブラキシズムの弊害

ブラキシズムは多くの人に高い頻度で認められるものですが,ときとして,歯・歯肉・歯槽骨とその周囲の組織に悪影響を及ぼすことがあります.具体的には,歯の咬耗,破折,歯周組織の咬合性外傷,補綴物の破損,知覚過敏,楔状欠損,顎関節症などが挙げられます.また,矯正治療中の患者さんにブラキシズムやTCHがある場合,上下の歯がロックして動きにくい,ワイヤーが変形したり折れたりする,アンカースクリューが緩んでしまう,スピー彎曲が平坦化しにくい,デュアルバイトが生じやすいなどのさまざまな問題が生じます[4].

ブラキシズムのコントロールとMFT

ブラキシズム発生のおもな要因は「脳や自律神経の活動」によるものなので,これをコントロールするためにもっとも大切なことは,歯を咬み合わせていることに自分自身で「気づく」ことです.

MFTの目標として,「口唇・舌・下顎の姿勢位の適正化」が挙げられます.具体的には,①口唇は安静時にリラックスした状態で閉じ,鼻で呼吸している,②舌は安静時に口蓋にリラックスした状態で挙上している,③上下の歯は安静時にわずかに離れており,嚥下の瞬間にのみ接触する,の3点です(p.10~「MFTの基礎知識」参照).普段の生活のなかでこれらを意識してもらうことが,ブラキシズムを減らすためにも役立

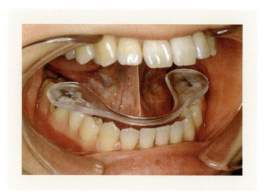

図1 患者さんに渡す「お口の正しい姿勢」のカード

図2 バイトアンドマッサージに使用する熱可塑性の軟性樹脂（リリーフウエハース）
リリーフウエハース（オーソデントラム）やセラバイト（バルビゾン）などの商品がある

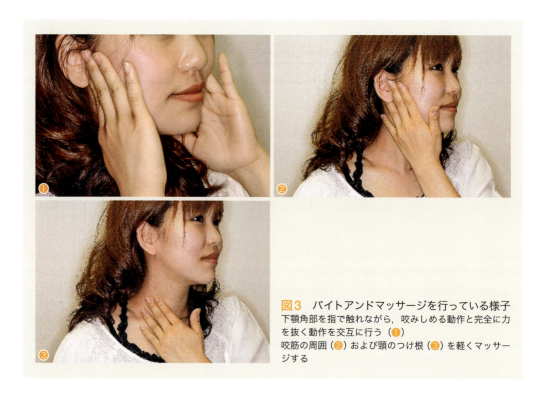

図3 バイトアンドマッサージを行っている様子
下顎角部を指で触れながら，咬みしめる動作と完全に力を抜く動作を交互に行う（❶）
咬筋の周囲（❷）および頸のつけ根（❸）を軽くマッサージする

ちます．

　著者らの診療室ではブラキシズムに気づいてもらえるようなカードを作って患者さんに渡しています（図1）．これをトイレ，冷蔵庫，自分のデスクなどの目につくところに貼ってもらい，目にするたびに意識してもらうように伝えます．患者さんのなかには携帯電話の待ち受けにしている方もいます．

咬筋の緊張の解消

　また，ブラキシズムを日常的に行っている患者さんに多く見られる咬筋の過緊張の解消には「バイトアンドマッサージ」の訓練が有効です．これには，矯正治療用材の熱可塑性の軟性樹脂の前歯部をはさみでカットしたものを使用します（図2）．舌を挙上させたまま樹脂を下顎大臼歯の咬合面に乗せ，口唇を開けたまま頸をやや後方に傾斜させ，下顎を軽く後方に引きぎみにしてまっすぐに閉じて上下大臼歯間で咬み，首の位置を戻

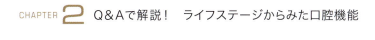

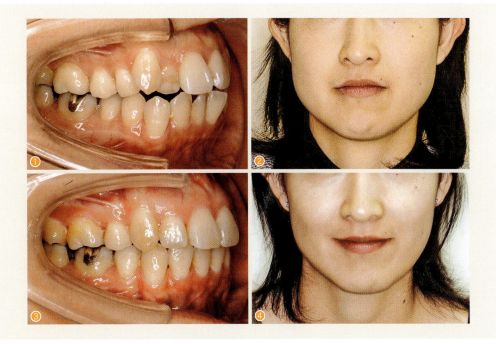

図4 35歳，女性．ブラキシズムが緩和した成人の例
❶❷術前．「ガタガタの歯並びを治したい」という主訴で来院．上下歯列に叢生が認められた．日常的にクレンチングを行っており，咬筋の過緊張および肥大が認められる．いわゆる「エラが張っている」状態
❸❹術後．上下左右の第一小臼歯を抜歯し，マルチブラケット装置による矯正治療を行うとともに，ブラキシズムをコントロールするためのMFTを指導した．叢生の改善とクレンチングが減ったことで，いわゆる「小顔効果」が生じている

します．

　姿勢をよくし，両手の人差し指，中指，薬指の指先で左右の下顎角部に触れながら，咬みしめる動作と，完全に力を抜く動作を交互に30回程度行います（図3-❶）．なお力を抜いたときも歯は軟性樹脂に触れ，咬筋の力だけを抜くことができるように指導します．訓練の後は，咬筋の周囲および頸のつけ根を手指で軽くマッサージするように指示します（図3-❷，❸）．

　この訓練は咀嚼筋群の力を抜く感覚を養うことに役立ちます．これに加え，口唇をリラックスして閉じる感覚を養うリッププルや全身の姿勢を改善するボディストレッチなどの訓練を併用するとより効果的です[5]．

　ブラキシズムが緩和されると，顎角部の咬筋の過緊張による「力こぶ」が減り，本来の顔の輪郭が出現するため，いわゆる「小顔効果」がみられることが多々あります（図4）．

Q.03 舌側矯正治療中の患者さんにMFTを指導する際の注意点は？

A. 矯正装置に舌が当たりやすいこと以外は，通常と同様にMFTを指導することができます．「舌が痛い」「発音がしにくい」「食事がしづらい」などの問題に対しては，小型で表面が滑沢な装置を用いる，装置の表面をカバーする，舌の使い方を練習するなどの解決策があります．

高橋　治・高橋未哉子（歯科医師・歯科衛生士，高橋矯正歯科クリニック）

舌側矯正とMFT

「なるべく他人に知られないように歯並びを治したい」という希望をもつ成人は多く，その1つの解決策として舌側矯正（リンガルブラケット矯正）があります．唇側・頰側の歯面にはなるべく装置をつけず，おもに舌側に装着された装置によって矯正治療を行うこの方法を適切に用いることにより，質の高い治療結果を得ることができます[1〜2]．

舌側矯正中の患者さんに対するMFTは，装置に舌が当たりやすいこと以外は，通常のレッスンと同じ内容で指導することができます．また，舌側矯正治療中の患者さんの悩みとしては，「舌が痛い」「発音がしにくい」「食事がしづらい」などがありますが，これらを解決する方策としては，「小型で表面が滑沢な装置を用いる」「装置の表面をカバーする」「舌の使い方を練習する」などがあります．

装置の表面をカバーする材料としてはエバダインプラス（ネオ製薬工業）などの歯科用の仮封材を，ワイヤーを覆うためにはBump-R-Sleeveチューブ（TP Orthodontics Japan）などが適しています（図1）．

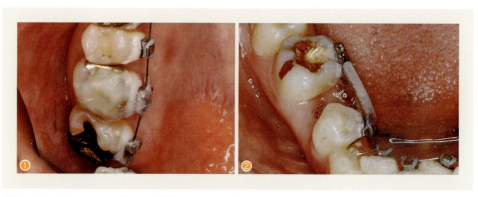

図1 舌に当たりにくいように装置にカバーを施した例
❶仮封材によるブラケットおよびチューブの被覆
❷チューブによるワイヤーの被覆

舌の使い方の練習

舌の使い方の練習としては,「安静時の舌の置き場所（逃げ場所）を覚える」「嚥下時に舌で装置を強く押さないようにする」などがあります.

安静時の舌の置き場所としては,MFTの通常のレッスンで用いられる「スポット」（⦿ p.42参照）を指導し,舌が低位にある時には「ポッピング（⦿ p.42参照）」「オープンアンドクローズ（⦿ p.43参照）」などの訓練を用いて舌の挙上力をつけることにより,リラックスした状態で舌をスポットにふわりと付けることができるように導くとよいでしょう.

のどをつかった嚥下の練習

嚥下時に舌で装置を強く押さないようにする訓練法としては,「のどをつかって嚥下する」ことを覚える「カッスワロー（⦿ p.47参照）」が有効です[3]. カッスワローの練習では,舌尖を人差し指または舌圧子で下方に押しつけ,ソファーや座椅子などに身体が斜めになるように寄りかかります. はっきりと強く「カッ」と発音し,スプレーで水を軟口蓋めがけて吹き入れ,口を開けたまま,のどの力だけで水をのみ込みます[4]. カッスワローの訓練を通じて,のどをつかってのみ込む感覚が養われると,舌位をより後方に位置づけることができ,舌で歯や装置を強く押さずにのみ込めるようになるので,舌の不快感の軽減につながります. また,ブラキシズムがあると,安静時に舌を歯や装置に押しつけやすくなりますので,ブラキシズムの抑制も舌の痛みを軽減させることに役立ちます.

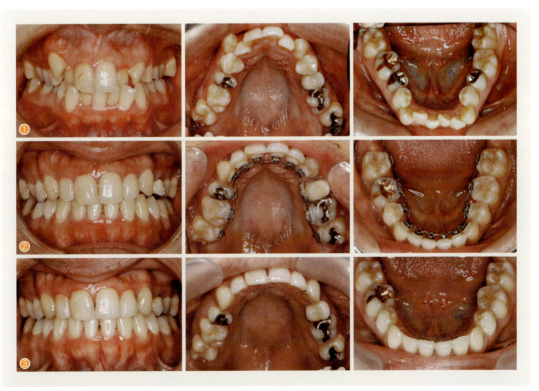

図2　26歳,女性.舌側矯正の治療例
❶術前.「ガタガタした歯を治したい」という主訴で来院.上下歯列に叢生が認められた
❷術中.上顎左右第一小臼歯および下顎左右第二小臼歯を抜歯し,舌側矯正装置による治療を行った. 職業は客室乗務員だったため,会話を伴う接客に支障が出ないように,装置の装着に先立ち,舌の置き場所や歯を離すことの重要性に関するカウンセリングを行った. 装置装着後は装置のカバーを念入りに行い,咀嚼・嚥下・発音の練習を通じ,舌の不快感や発音の問題がなるべく生じないように配慮した
❸術後.叢生が改善している

Q.04 外科的矯正治療の顎矯正手術にMFTはなぜ必要なのですか？

A. 顎変形症の患者さんは骨格の不調和が大きく，それに伴って口腔周囲の筋機能に異常を示すことが多く見受けられます．顎矯正手術後も筋機能の異常は残ることが多く，手術直後から筋機能の正常化を図るため，手術後はもちろんのこと，手術前にもMFTを行うことが必要です．

立木千恵（東京歯科大学歯科矯正学講座　講師）
末石研二（東京歯科大学歯科矯正学講座　客員教授）

顎変形症患者の機能的問題

外科的矯正治療とは，成人で骨格的な上下的・前後的不調和が大きく，歯のみを移動させる矯正治療単独では十分な改善が得られない場合に行う，手術と矯正治療を併せた治療のことです．顎変形症の患者さんでは，骨格の形態的問題があることによる口腔周囲の筋機能の異常が見受けられます．なぜなら，顎の骨格の内外では舌を含めたさまざまな筋肉が活動していますが，この骨格が極端に大きかったり（骨格性下顎前突），小さかったり（骨格性上顎前突），曲がっていたり（顔面非対称）すると，筋肉の活動もその形態に順応するからです．

顎矯正手術後の筋機能

それでは，骨格の形態を治すことによって，口腔周囲筋の活動は改善するのでしょうか．これにはさまざまな意見があり，顎矯正手術によって口唇圧，舌位などの一部の機能は正常化すると説明されている一方，舌癖などが残存することも報告されています．つまり，形態を治すことである程度の機能の改善は見込めますが，個々の症例によっては機能異常の残存が認められます．

機能異常を残しておくことの問題点

実際，顎矯正手術によって適切な骨格形態を獲得したとしても，口腔筋機能の異常が残存していることはしばしば見られます．この状態を放置しておくと，今度は口腔周囲筋が歯と骨格の形態を変化させ，後戻り（リラップス）を引き起こす要因となってしまいます（図1，2）．つまり，口腔筋機能の異常が認められることの多い顎変形症患者に対して，MFTによる筋機能の正常化を図ることは有用であると考えられます．

外科的矯正治療症例におけるMFTの内容と留意点

外科的矯正治療は「術前矯正治療」「顎矯正手術」「術後矯正治療」の3つの治療段階で

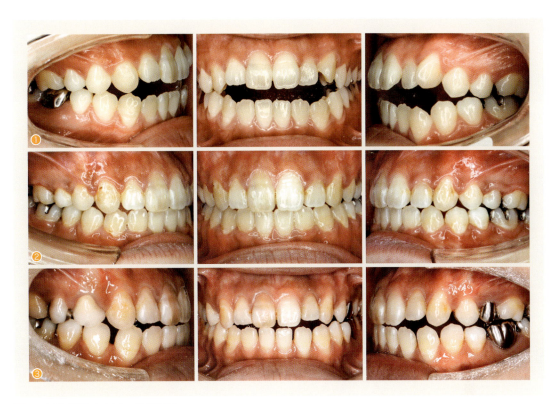

図1 骨格性開咬症例の長期経過
❶初診時19歳，女性．骨格性開咬のため外科的矯正治療を行った．舌突出癖，低位舌を認めたため，MFTを併用した
❷動的治療終了時．舌癖の残存を認めた
❸保定開始から16年．開咬の後戻りを認めた．舌突出癖，下顎歯列の空隙が認められる

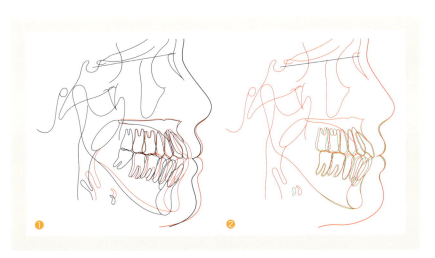

図2 セファロトレースの重ね合わせ
❶初診時と動的治療終了時の比較（黒線：初診時，赤線：動的治療終了時）
❷動的治療終了時と保定16年経過時の比較（赤線：動的治療終了時，緑線：保定開始16年後）
　骨格はほぼ安定しているが，下顎前歯の圧下と唇側傾斜が認められた

進められます．それではMFTはどの段階で始めるとよいのでしょうか？ 単純に考えれば，骨格の改善を行う顎矯正手術後に残存した機能異常を除去すればよいように思うでしょう．しかし，手術直後の顎骨位置が不安定な時期に口腔周囲筋からの異常な力がかかると手術後の骨格の安定性に影響を及ぼします．このため，顎矯正手術直後から口腔周囲筋は新しい環境（手術後の骨格）に即座に慣れる必要があり，手術前の矯正治療時にもMFTが必要と考えられます．

術前矯正治療中に行うMFT

術前矯正治療時のMFTの目的は，正常な機能を得ることではありません．なぜならこの時期は歯列骨格形態が「異常」であるため，いくら訓練してもその異常な形態に見合った機能しか獲得できないからです．つまり，この時期のMFTは正しい咀嚼嚥下，鼻呼吸，安静時の口唇と舌の正しい位置などの知識を与え，それらに対する意識をインプットすることが目標となり，下記の訓練が推奨されます[2,3]．

①スポットの位置の記憶：スポット（　p.14，42参照）
②舌挙上のための訓練：ポッピング，オープンアンドクローズ（　p.14，42，43参照）
③習慣性口呼吸から鼻呼吸の獲得へ：呼吸訓練（　p.16参照）
④のどを使った嚥下の感覚を習得する：カッスワロー（　p.15，47参照）
⑤唾液を集める感覚を習得する：サッキングスワロー（　p.15参照）

なお，この時期は骨格の形態異常が是正されていないため，リップエクササイズを過度に行うとオトガイ筋の過緊張を惹起する可能性があるので注意が必要です．また，鼻疾患のある場合には耳鼻科への対診を考慮します．

顎矯正手術後に行うMFT

顎間固定中（おもに入院中）には，スポットの位置の記憶（スポット）を指導します．

術後1カ月ほどで顔面の腫脹は治り，開閉口がある程度できるようになります．このころからは積極的なMFTを行うことが可能です．基本的な内容は，通常のMFTと同じですが，特に以下の点に留意します．

顔面非対称症による交叉咬合を治療した場合は，偏咀嚼（片方だけで噛む癖）に十分注意しましょう．スナックプラクティス（　p.15参照）によって咀嚼の練習を行うことが推奨されます．

骨格性下顎前突症を治療した場合は，口腔内容積が手術によって狭くなるため，舌が口腔内の正しい位置に収まらなくなることが危惧されますが，舌位はMFTによって改善されることがほとんどです．舌挙上のための訓練（ポッピング，オープンアンドクローズ）とスポットの位置の記憶（スポット，ティップスティック，タ行の発音など），舌の側方部のトレーニング（サイドタングレジスタンス，サッキングサウンド，トラップウォーター）を行うとよいでしょう（　p.14〜参照）．

顎変形症の患者さんの咬合力は小さい傾向があり，手術直後にはさらに低下します．徐々に改善していきますが，チューインガムを使用した咀嚼訓練が有効であるといわれています．

Q.05 歯周治療にMFTはどのように役に立ちますか？

A. 歯周病は細菌感染によって引き起こされる炎症性疾患です．そのため，歯周治療とMFTは直接的には関係がないと考えられます．ただし，歯周病を悪化させる要素として力の問題が挙げられます．舌癖による開咬が歯周病を悪化させているような症例においては，MFTにより歯にかかる力をコントロールすることが有用な場合もあります．開咬による力の影響が考えられる歯周病症例においては，歯周治療を効果的に進め，さらに予後を安定させるためにMFTは必要でしょう．

河井　聡・山口美子（歯科医師・歯科衛生士，山口歯科医院）

舌癖による開咬症例の特徴

舌癖により開咬の状態を呈している症例の代表的な特徴と併発する状態には以下が挙げられます．

①舌の突出に合わせて前歯部が離開し，臼歯部の一部のみが咬合接触をするような開咬の状態となる（開咬部位は舌突出の場所による）
②一般的に咬合高径は高く，咬合力が弱い症例が多い
③おもに前歯部の接触がないため，前歯の接触を探すような動きである前後的なグラインディングを伴う症例がみられる（グラインディングにより大臼歯部に極度の咬耗がみられ，歯の破折を伴う症例も一部みられる）
④前歯部のガイドがないために，前方運動・側方運動時に臼歯部に負担がかかる
⑤破折や歯周病で臼歯部欠損が進行すると，さらに局所への負担が増加する
⑥口唇周囲の筋力が弱い症例が多く，口唇閉鎖不全による口元の緩みがみられる
⑦口呼吸を併発している症例が多く，口腔内の乾燥がみられる

歯周病のリスクが高い開咬症例

開咬症例では咬合力が弱い場合が多く，ただちに歯周病悪化の要因になるわけではありません（図1）．しかし，開咬に加えて強い咬合力，または激しいグラインディングなどの悪条件が重なった際には，臼歯部への過重負担から歯周病が悪化しやすくなります（図2）．X線写真からも過重負担の徴候が確認されることがあり，歯槽硬線の肥厚，歯根膜腔の拡大，特に最遠心臼歯である 7|7 遠心の垂直性骨欠損，6|6 の根分岐部病変として認められたりすることがあります．また，側方へのグラインディングが強い症例では，最近心の接触臼歯である 4|4 近心に垂直性骨欠損が現れることもあります．さらに欠損が進み咬合接触歯数が少なくなってくると，1歯あたりの負担が大きくなり，一部の歯に咬合力が集中することで，開咬の影響も大きくなります．

口唇閉鎖不全や口呼吸による口腔内の乾燥も歯周病の増悪因子と考えられます．洗

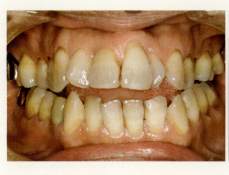
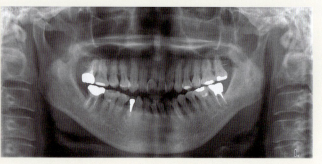

図1 82歳，女性．著しい舌突出癖があり，開咬がみられる症例
咬合接触点が少なく，小臼歯もほとんど接触がない状態で大臼歯には負担がかかりやすい条件だが，咬合高径は高く，咬合力はきわめて弱い．82歳で欠損歯はなく，状態は決して悪くない．このように開咬症例は必ずしも経過が悪いわけではなく，むしろ穏やかな経過である場合が多い．現状で咀嚼，嚥下にも特に問題がない本症例では，82歳という年齢も考えると，あえてMFTを行う必要はない

浄・抗菌効果のある唾液の流れが阻害され，歯石もつきやすくなり，歯周病に悪影響を及ぼします．

歯周病へのアプローチにMFTを併用する

歯周病に対してはまずは歯周治療によって細菌のコントロールを行うことが大前提ですが，歯への過重負担が歯周病を悪化させている可能性がある症例では，力のコントロールを検討する必要があります．過重負担の原因として舌癖による開咬が考えられる場合，MFTを併用します．また，MFTの二次的な効果として，鼻呼吸，口唇閉鎖を獲得することで，口腔内の乾燥を防ぐことも考えられます．

成人にMFTの指導を行う場合には，その必要性をきちんと理解してもらい，プラークコントロールと同様のレベルでMFTへのモチベーションの維持を図る必要があります．また，MFTにおいては，舌とともに口腔周囲の筋力を維持することを目標としますが，経過を観察するうえでは，加齢に伴う筋力低下についても考慮する必要があります．

歯周治療におけるMFT

歯周病の悪化の原因が開咬による歯への過重負担と考えられる場合，必要に応じて開咬の改善を検討する必要があります．開咬の改善方法は，症例によって補綴治療，矯正治療などさまざまな方法が考えられますが，開咬改善後に舌癖が残ると，経過のなかで再び開咬状態になってしまいます．開咬が歯周病の悪化と関連があると判断された症例においては，歯周治療の予後を安定させるために，定期健診においてMFTを継続して取り入れることが必要となってくるでしょう．

CHAPTER 2　Q&Aで解説！　ライフステージからみた口腔機能

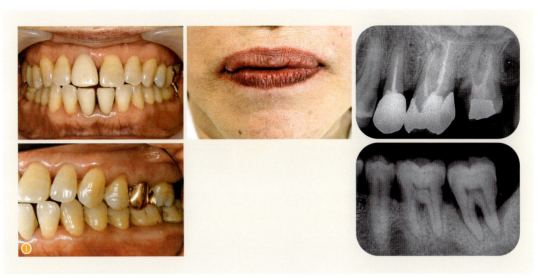

図2-❶　62歳，女性．開咬とクレンチング，前方へのグラインディングがある症例（初診時）
初診時．臼歯部への過重負担で7⏌に咬合痛・垂直性骨欠損，⏌7に歯冠破折がみられる．⏌7の遠心は10mm以上の歯周ポケットがあり，排膿がみられた．口唇は弛緩しており，閉じようとしても閉じられずオトガイ部には過緊張がみられた．口腔乾燥の影響も考えられる．⏌7は力の解放のため抜髄して自然挺出を行った．開咬の原因は舌癖にあると考え，通常の歯周治療とともにMFTを行い，前歯部の咬合接触を獲得し，口腔周囲筋のバランスを整え，グラインディングを改善して臼歯部への負担を軽減することを治療目標とした．MFTにより舌癖が改善され，約2年後には前歯部の咬合接触が獲得されたため前歯部・臼歯部の補綴治療を行い健診管理とした．前歯部にわずかではあるが被蓋をつけることができたため，前方運動時に臼歯部が離開するようになった

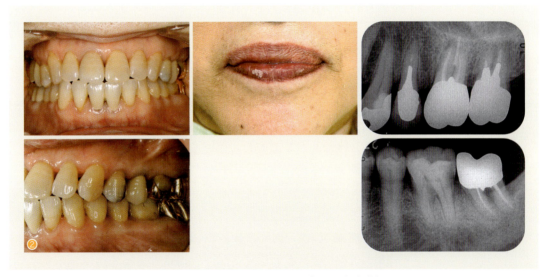

図2-❷　初診から11年半後（デンタルX線写真と口唇の写真は10年半後）
定期健診のなかでMFTを継続し，前歯部の咬合接触は維持できている．口唇は以前よりは自然に閉じられるようになり，口腔乾燥の影響も少なくなった．74歳になり，筋肉の衰えによる舌癖の再発，加齢によるプラークコントロールレベルの低下も考えられるため，継続的な管理が望まれる
⏌7は前方運動時の干渉を改善することで，骨欠損や歯根膜腔の拡大が消失し，よい状態で維持できている．経過観察においては，TBIと同じような位置づけでMFTを継続的に行い，前歯部の咬合接触を維持させる必要がある

Q.06 MFTにはアンチエイジング効果もありますか？

A. アンチエイジング（抗加齢・抗老化）は人類最大級の望みといわれ，近年の研究では細胞生物学的なプロセスに影響を与えるとされています．MFTによる口腔機能の改善に伴い，口元や顔貌に審美的変化がみられたとする報告があり，臨床でこれを経験することも少なくありません．これはMFTが表情筋の運動性に変化をもたらし，口元の印象や表情に影響を与えたものと考えます．

また，表情筋の運動性を向上させることで，顔面の軟組織の柔軟性が増し，血流が増加することで皮膚組織にもよい影響を与えると考えられます．さらに柔軟性と運動性の向上が唾液等の分泌の促進につながるとされ，MFTによる口腔機能の改善と習慣化により，口腔・顔面周囲の細胞生物学的なプロセスに影響を与えられればアンチエイジングにつながり得ると考えます．

石野由美子・石野善男（歯科衛生士・歯科医師，二子玉川ガーデン矯正歯科）

MFTにおける顔貌の形態評価

MFTにおいては，安静時の顔貌の形態により「口唇閉鎖不全」「口輪筋の過緊張」，「口唇の弛緩」「口角が下がっている（への字口）」「オトガイ部の緊張（梅干し状のしわ）」などと評価し，スマイル時の顔貌については「口角が上がらない」「上顎の歯が見えない」などの評価を行います．さらに「表情が乏しい」「無表情」などのコミュニケーションにかかわる表情や印象についても評価しています．このような状態の患者さんにおいては，口腔習癖などで口腔周囲筋の力のバランスや動き自体が悪い場合，MFTを指導することにより顔貌の改善が期待できます．さらに表情筋訓練を加えることにより，顔の表情や印象の改善が望めます．

表情筋訓練

表情筋（図1）は，日常生活では20～30%程度しか動かしていないといわれます[1]．動かさなければ筋は衰え，動きはより悪くなります．また，加齢などにより筋力が衰えると，重力に対して形態を維持できずに垂れ下がることになります．そして，それらは顔面のしわやたるみとなって現れ，ほうれい線や口角の垂れ下がり，頰のたるみや二重あごなどの一因となり，表情も硬くなります．このことから，さまざまな表情筋訓練が提唱されています．

表情筋訓練に際しては，ストレッチにより軟組織を柔軟にして動きをスムーズにし，可動域を広げます[2]．そして，顔面に走行するさまざまな表情筋の一つひとつを強く意識して動かすことで，柔軟になり表情も豊かになります．これらの動きによって顔面の血流が促進されることから，肌に張りやつやがでるなどの皮膚組織にもよい影響を与

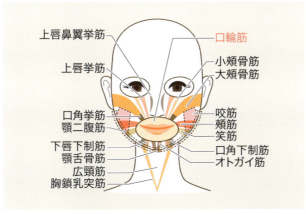

図1 おもな表情筋

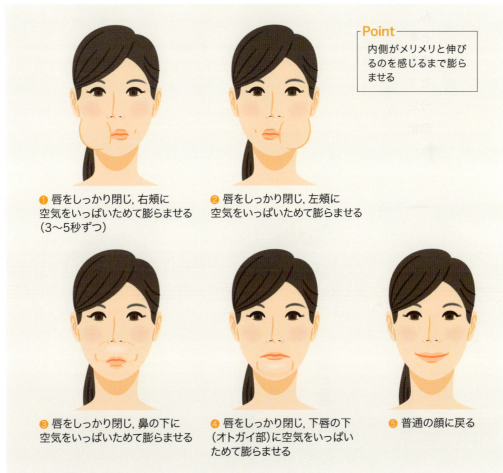

図2 口唇閉鎖力を強化しながら，口腔周囲筋をストレッチ
口唇閉鎖力を強化しながら，口輪筋，頰筋，オトガイ筋等の口腔周囲筋をストレッチする訓練．口唇をしっかりとつぼめて閉鎖し，左右頰部，鼻の下部，オトガイ部を膨らませ空気をためてそれぞれ3～5秒繰り返す．内側から筋のストレッチを行うと柔軟になりバランスが整いやすくなる．上記の要領でブクブクうがいも行うことができる

え，しわ・たるみの予防にも効果があります．

MFTにおける表情筋訓練の取り入れ方

　MFTにより口腔周囲筋のバランスを整えることは，表情筋も鍛えることにもなりえます．そのためには，MFTに表情筋訓練を取り入れるとよいでしょう[3～7]．まず口腔周囲の筋のストレッチを行い筋肉を柔軟にするとともに動きをスムーズにし（図2），複雑な表情筋の一つひとつの走行や動きを意識した訓練を行うことによりさらなる効果が

期待できます．

また，大頬骨筋や口角挙筋等の関連筋を意識して口角を挙上する訓練を行うことで（図3），への字口や頬のたるみが改善し，よりよい笑顔や豊かな表情にもつながります．そして，舌筋や顎舌骨筋等の舌挙上に関連する筋を意識して舌挙上訓練や嚥下訓練を行うことで，低位舌が改善し，二重あごの改善にもつながります．

MFTの咀嚼訓練と日常におけるアンチエイジング

MFTによる咀嚼訓練は，正しい口腔機能を習慣化するためにも重要な訓練です．口腔周囲筋を正しく使って咀嚼することは，咬筋を鍛えるのはもちろんのこと，咬筋周囲にある表情筋である口輪筋，頬筋等にも大きく影響し，舌を正しくつかって嚥下することで舌筋，顎舌骨筋が鍛えられます．正しい咀嚼・嚥下を行っていると口腔周囲筋がバランスよくつかわれるため，軟組織の柔軟性が保たれ，唾液の分泌も促されます．また，咀嚼は一生行うことですので，正しい咀嚼・嚥下の習慣をつけさせることが大切です．

MFTによる口腔周囲筋の訓練および咀嚼・嚥下訓練によって口腔周囲筋の柔軟性を向上させ，バランスよく動かせるように訓練すること，日常生活において正しい咀嚼・嚥下の習慣を身につけることは，アンチエイジングのみならず，オーラルフレイルの予防にもつながります．

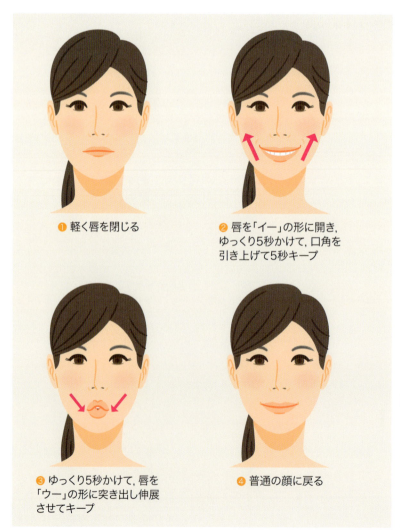

❶ 軽く唇を閉じる

❷ 唇を「イー」の形に開き，ゆっくり5秒かけて，口角を引き上げて5秒キープ

❸ ゆっくり5秒かけて，唇を「ウー」の形に突き出し伸展させてキープ

❹ 普通の顔に戻る

図3　口角挙上訓練（笑顔の訓練）のためのストレッチ
頬を高くもち上げるように口角を挙上させ，上顎前歯から小臼歯部以上まで見えるようにして5秒キープ（イー），次に口角部を縮めて突き出すように伸展させ5秒キープ

Q.07 舌が大きい人・大きく見える人にはどのように対応しますか？

A. 舌の大きさを数値で表すのは難しく，見た目で判断しなくてはなりませんが，舌が大きいと思われる症例は，空隙歯列，開咬などの不正咬合を呈することが多く見受けられます．Beckwith-Wiedemann（ベックウィズ・ヴィーデマン）症候群のような明らかな巨舌を伴う先天性疾患の場合には，舌縮小術が施行されます．しかし，一般的には，舌が大きいように見えても，筋肉の弛緩がその要因であることがほとんどなので，MFTで対応することが可能です．

坂本輝雄（東京歯科大学千葉歯科医療センター矯正歯科 臨床准教授）

舌の大きさと不正咬合

歯の位置は，舌筋や口輪筋，頰筋など，歯を取りまく口腔周囲筋の筋力のバランスによって決まります．歯の内側からは舌の，外側からは口唇や頰の力が歯に及んでいます．歯列に加わる筋圧のバランスが崩れると不正咬合の原因となります．すなわち，舌が大きいと舌圧の亢進により，歯の唇側・頰側傾斜を誘導し，上下顎前突や開咬，空隙歯列の原因となります．

先天異常の1つであるBeckwith-Wiedemann症候群[1]（図1）は，巨舌，巨大児，臍帯ヘルニアを主症状とする疾患で，1万人に1人の発生率といわれています．巨舌に対しては，言語への影響を考慮し，2〜3歳ごろに舌縮小術（図2）が施行されますが，術後で

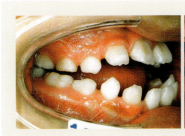 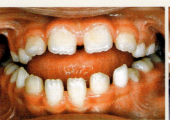 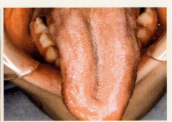

図1 Beckwith-Wiedemann症候群

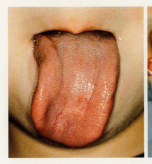 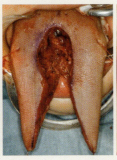 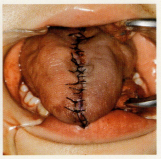

図2 舌縮小術

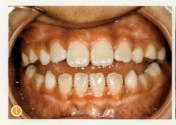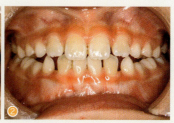

図3 Beckwith-Wiedemann症候群のMFT指導前後
❶舌が大きく，前方・側方部に開咬を呈している．❷MFT指導10カ月後．開咬の改善がみられる

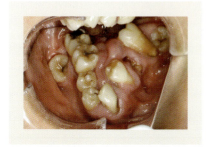

図4 小舌症

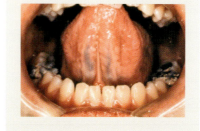

図5 タングアップ

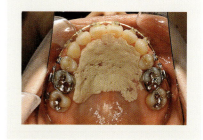

図6 ガムによるトレーニング

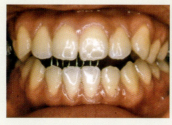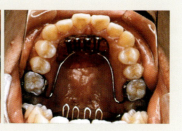

図7 舌癖除去装置（タングガード／タングクリブ）

も一般と較べるとまだ舌が大きいため，適正な舌の機能の獲得のためにMFTを行う必要があります（図3）．反対に，極めてまれですが，小舌症（図4）や無舌症では，舌圧の低下と相対的な頰圧，口唇圧の亢進による歯列弓の狭小や叢生が起こります．

舌が大きい患者さんのMFTの実際は？

舌の大きい患者さんは，舌の筋肉が弛緩しており，下顎歯列咬合面に舌が乗り低位舌を呈することが多くみられます．したがってMFTの基本は，舌の挙上訓練と舌の引きしめが主体となります．舌は筋肉の固まりであり，随意筋であるため，トレーニングによりその位置や機能を正しい状態とすることが可能です．

具体的には，スポットの位置の指導を行い（p.42参照），正しい嚥下を行う際と安静時での正しい舌の位置を覚えさせる必要があります．次に，タングアップ（舌を挙上させ，スポットの位置に舌を押しつける，図5）を行うことで，舌の挙上筋を鍛えることができます．

さらにポッピング（舌全体を上あごに吸いつけて，そのまま大きく口を開けてからポンと舌を鳴らす，p.42参照）やガムを舌で上顎に押しつけてつぶす動作[2]（図6）なども効果があります．

また，舌の大きい患者さんは弄舌癖やタングスラスト（嚥下時に舌を突出させる癖）があることが多いので，これらの習癖を改善させるために一時的に舌癖除去装置（タングガード／タングクリブ，図7）を併用することも有効です．

MFT〜睡眠時無呼吸症候群のための新補助療法

Joy Lea Moeller BS, RDH
Samantha Weaver MS
（訳：今村美穂）

睡眠障害とMFT

近年，MFTは睡眠障害のある患者さんにまでその適応を拡大しています．最近，睡眠学会誌（*Sleep*誌）に掲載された331件の研究の新たなメタ分析では，MFTが無呼吸低呼吸指数（AHI）を成人で約50％，小児で約62％減少させると結論づけました．また，MFTを受けた成人の酸素飽和度の改善，いびきの軽減，眠気の改善を報告しました[1]．

さらなる研究では，気道手術（扁桃摘出およびアデノイド切除術など）だけでは，閉塞性睡眠時無呼吸を改善する効果を完全に得るには十分ではないことが示されています．小児では，扁桃・アデノイド摘出術によって気道開存性を改善することができますが，扁桃やアデノイドの肥大に苦しんでいる小児は，口呼吸，不適切な口の姿勢位，不適切な呼吸パターンなどの口腔習癖をもっている可能性があります．これらの手術で成功率を高めるためには，鼻呼吸の獲得や適切な咀嚼・嚥下を確実にするための行動パターンの改善が必要です[2〜3]．治療技術としては以下の内容が含まれます．

①呼吸筋の正しい使用
②空気量を減らす．もしくは標準化する（吸入する空気量を減らす，もしくは適正量にする）
③上記を安静時，活動中，会話中，睡眠中および運動中に行う

米国におけるMFTには，適切な咀嚼・嚥下機能の獲得のための治療とともに呼吸指導が含まれ，筋機能障害の治療に役立っています．いまや臨床研究は，呼吸指導が睡眠障害の治療に含まれなければならないことを示しているのです[4]．睡眠呼吸障害に関連して，MFTは継続的な鼻呼吸の回復を助けることができ，発育初期に行われる場合には睡眠呼吸障害の患者さんにしばしばみられる頭蓋顔面の劣成長を改善させるのに役立ちます．

スタンフォード大学の新しい睡眠時無呼吸症候群のガイドライン

スタンフォード大学の新しい睡眠時無呼吸症候群のガイドラインを表1

表1 閉塞性睡眠時無呼吸（OSA）の治療のガイドライン

ステップ1：
- 減量
- 睡眠衛生（質のよい睡眠を得るための環境を整えること）
- アルコール消費量の減少
- 寝る位置（positional sleep）
- 顎ストラップ

改善がない場合のステップ2：
- CPAPの教育とサポート

改善がない場合のステップ3：
- 下顎前方誘導装置

改善がない場合のステップ4
- のどの手術

改善がない場合のステップ5
- MMA手術（上/下顎前方移動手術）

表2 睡眠障害における専門家の役割

1. 検出
- 全患者の睡眠スクリーニング
- 睡眠試験の必要性を判断する

2. 介入
- CPAP/MAD（下顎前方誘導装置）
- MFT/呼吸指導
- MMA（顎手術）/その他の気道手術
- 歯科矯正用拡大装置

3. 予防
- 妊娠中の早期教育
- 母乳育児/習慣除去，おしゃぶり/ベビーフード/噴き出し防止カップ
- 筋機能療法/呼吸教育
- 断端/唇側，頰側および/または舌側

に示します．睡眠時無呼吸症候群は，機能的または構造的制限（またはその両方）によるものであり，治療は適切な目標に向かうべきです．疾患の重篤度に応じ，機能的なアプローチとしてMFTの指導を行うことが考慮されます．口蓋の拡大前にMFTを行うこともあれば，拡大中，拡大後，あるいは拡大のすべての期間においてMFTが応用されることもあります．

近年の研究では，MFTと矯正装置を併用することでよりよい矯正治療の結果が得られることが示されています．また，経鼻的持続陽圧呼吸療法（CPAP）はMFTと非常に相性がよく[5]，MFTを行うことにより下顎前方誘導装置の装着がいっそう容易になることが知られています[6]．

MFTの分野においてエビデンスベースの科学が発展している現在，米国をはじめとする国々では，MFTを行う臨床家たちの役割は急速に変化しています．私たちは現在，睡眠障害において，表2の3つの分野（検出・介入・予防）で役割を果たしているのです．

舌小帯と睡眠障害

舌小帯の検査は，適切な口腔機能を考えるうえで考慮すべき重要な領域です．2015年には，ブラジルにおいて舌小帯の検査の予算が可決されました．動きを制限された舌小帯は筋機能障害の原因の1つであると考えられ，摂食障害[7]，姿勢の問題[8]，歯列矯正の問題（特にⅢ級の不正咬合）[9~10]および睡眠障害に発展する可能性があります．

最近の研究では，短い舌小帯により舌の動きが抑制されることが睡眠障害と相関する可能性があることが示唆されています[11]．これは舌が硬軟口蓋に十分に持ち上げられないため，気道を開いたまま維持することができ

Column

ないからです．

　現在，早期介入により睡眠障害を予防することができるといわれています．長年にわたって矯正治療に使用されている治療技術は，後に問題を引き起こす可能性がある機能不全のパターンが早期に構築されるのを防ぎます．これらの問題は，成人だけでなく，認知発達の低下の徴候がみられる子どもにも影響します[12]．この領域ではもっと多くの研究が必要とされており，私たちは筋機能障害の治療において"構造"と同様に"機能"の価値を裏付け最適化するための予備的研究を行っています．

　形態と機能は，筋機能障害をうまく治療するために相互に関連しており，患者ケアのためにも学際的なアプローチが鍵となるのです．

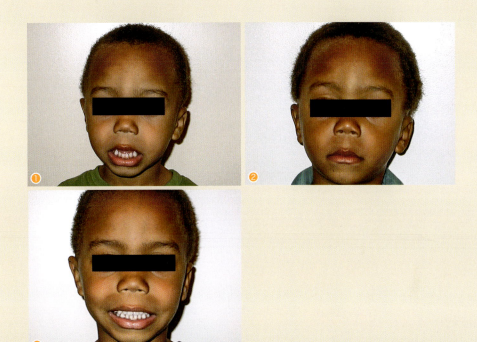

図　口呼吸のある小児へのMFTによるアプローチ
❶ 術前．3歳，男児．アングルⅢ級，安静時に低位舌で上唇を咬む癖があり，舌小帯付着異常，口呼吸がみられた
❷ 6カ月後．舌小帯切除術とMFTを行ったところ，鼻呼吸となり，口腔習癖がみられなくなった
❸ 5歳時．口腔機能は正常となり，咬合もアングルⅠ級となった

> 高齢期

高齢者の口腔機能とMFT

黒岩恭子（歯科医師，村田歯科医院）

高齢者の口腔機能の低下

　高齢の患者さんでは，たとえ診療室に歩いて来院できたとしても，心身の衰えが始まっていることも少なくありません．

　高齢者の口腔内を経年的に診ていくと，年々，清掃状態が悪くなることがあります．これは，眼疾患や手指の巧緻性の低下，口腔の感覚の鈍化，体力や気力の低下などにより「できていたことがいつのまにかできなくなっていく」ことによるものです．

　口腔機能の衰えは，社会性や精神心理の低下から始まり，口腔への関心度の低下を経て，齲蝕・歯周病の増加，さらに進行すると食べこぼしや滑舌の低下，噛めない食品の増加などの徴候が現れます（オーラルフレイル，👁 p.152 Column「オーラルフレイルと口腔機能低下症」参照）．診療室で観察していると，うがいや咀嚼・嚥下ができなくなる，義歯が合わなくなるなど，口腔の機能面に問題が起こっている方が多くみられます．このような口腔機能の低下は，ひいては誤嚥や窒息事故にもつながりかねないため，介護予防の視点からも早期にその徴候に気づき，適切な対応をとることが求められます．

　高齢者では，水分の摂取が不足することによる脱水や低栄養に陥りやすく，また，全身疾患や薬の影響により，口腔乾燥をきたしていることも少なくありません．さらに認知症を合併している方もたいへん多くなっています．

アプローチのポイント

　口腔機能の低下に気づくためには，患者さんが来院されたときから全身の状態を観察をすることが肝要です．歩行の状態，表情，声，顔色などに以前と変化がないか，うがいをするときにむせがないか等を確認します．

　そのうえで，患者さんの状態に合わせて，身体調整，座位姿勢，呼吸状態の改善，さ

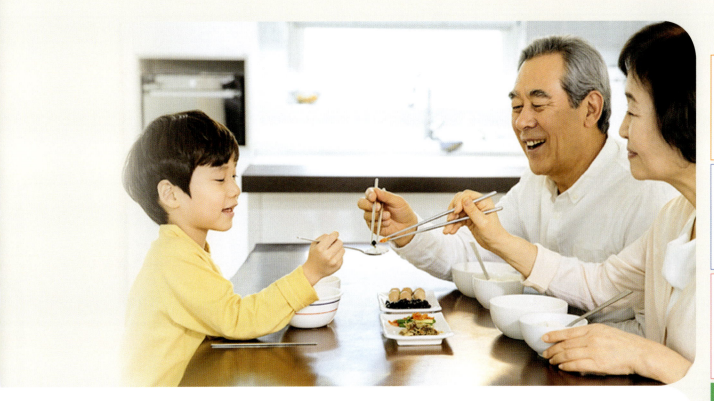

　らには口腔体操，表情筋のマッサージ，口腔周囲筋の機能を高めるリハビリテーションなどを実施していきます．
　このときに注意すべきなのは，「MFT」と「リハビリテーション」とは考え方が異なるということです．高齢期の軽微な衰えのみられる患者さんに対しては，介護予防のためのMFTは有効だと考えられますが，進行した口腔機能の低下に対しては，機能の低下を食い止め維持・向上を促すための積極的なリハビリテーションが必要とされます．また，このリハビリテーションと低栄養を防ぐための食支援は両輪で行われることが求められ，医師・管理栄養士・リハビリテーション職・介護職・看護職をはじめとする，多職種連携で取り組んでいくことが重要です．

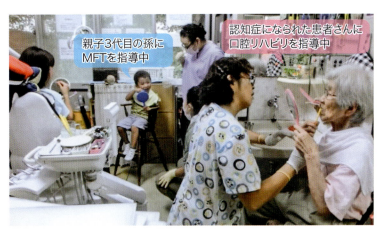

図 開業当初から40年間定期健診に来院しているご家族の来院風景

Q.01 通院可能な高齢者の機能低下をどのように防ぎますか？

A. 歯科医院は，生活に密着した医療機関として，患者さんの変化に気づきやすい立場にあります．患者さんの口腔の機能だけではなく，身体機能や認知機能についても注意深く観察し，これまでとの変化を察知しましょう．必要に応じた口腔に対するリハビリテーションの導入や他職種との連携が，介護予防につながります．

黒岩恭子（歯科医師，村田歯科医院）

高齢者の機能低下に気づく

患者さんが長年にわたって継続的に通ってくださることの多い地域の歯科医院は，「かかりつけ歯科医」として患者さんの生活環境や心身の変化に気づきやすい立場にあります．

患者さんが来院されたときには，歩行の状況や挨拶の声，表情・肌つや，体重の増減などから全身的な機能低下の徴候に気づくことが大切です．また，受け答えなどから認知機能についても観察します．認知機能の低下の徴候がみられた場合には，ご家族にも連絡し，関連書籍など貸し出して知識を深めてもらったうえで，さりげなく専門外来への受診を促す場合もあります．このような取り組みで重症化を予防することが大切です．

脱水・低栄養については管理栄養士に，介護に関しては介護職に相談する，摂食嚥下については医師・看護師と連携するなど，日常的に家族や他職種とスムーズに連携できる体制をつくっておくことが不可欠です．

口腔機能の評価

口腔の機能低下（図1）については，うがいを観察することが非常に有効です．「ブクブクうがい」や「ガラガラうがい」をしてもらい，うがいの音や様子から口腔機能のうち特に舌の動きを評価します．

続いて，頰筋・舌筋（内舌筋・外舌筋）・口輪筋などを動かす体操を行ってもらい，その状態を評価するのもよいでしょう．たとえば，頰筋では動きに左右差がないか，口輪筋では口唇閉鎖ができているか，舌が前後上下左右に動かせるかなどを試してもらい，動きが弱いところにリハビリテーションを加えていきます．チェアサイドに柿ピーナッツなどのテストフードを常備して，食塊形成がどのようにできるかを観察するのもよいでしょう．

また，姿勢が悪いと摂食嚥下機能にも影響があるため，姿勢を整えることも大切です．百人百様，疾患，投薬，全身や口腔の機能は異なるため，まずは現状の評価を行

い，そのうえで個人に合わせたリハビリメニューを考えていきましょう．

介護予防のためのリハビリメニューの一例

舌骨上筋群は舌そのものを操作している重要な筋肉です．高齢者では，舌骨上筋群の廃用の徴候がみられるために舌が硬くなっている場合があります．そのような方には，球状ブラシ（くるリーナブラシシリーズ，オーラルケア）を使用したマッサージや舌を動かすトレーニング，口腔周囲筋のストレッチなどの直接的なアプローチを行います（図4，5）．

また，のみ込みに関連する筋肉として咽頭筋群があります．舌の動きが悪い患者さんでは，舌が後ろに下がり，舌根が上方に挙上して固縮するとともに軟口蓋と口蓋垂が下垂して口峡の隙間がない状態になり，のみ込みにくくなっていることがあります．口腔内を観察する際は咽頭と舌根の状態を観察し，口峡が狭くなっている場合には，咽頭を広げて舌根を緩めるリハビリ（以下）を行います．

- 内舌筋，外舌筋へのリハビリテーション（図2）
- 軟口蓋，口蓋垂に対する球状ブラシによるストレッチ（嘔吐反射に注意）
- 口腔内を清潔にしてから唾液腺マッサージや球状ブラシによるストレッチを行い，唾液が分泌するごとに嚥下する

いずれにしても，ホームドクターとして患者さんの生活を支える視点をもって，介護予防に取り組むことが大切です．

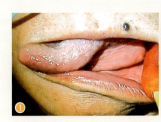
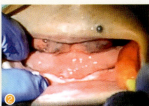
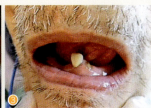
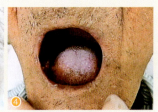

図1　機能低下がみられる口腔の例
❶ 内舌筋と外舌筋が弛緩し内舌筋が右側に偏位し外舌筋が挙上した舌の状態　❷ 内舌筋と外舌筋の衰えにより舌が2枚重なったように見える
❸ 内舌筋が左方に偏位し舌が口蓋にはりついている状態　❹ 内舌筋が硬くなって咽頭を塞ぐようになっている

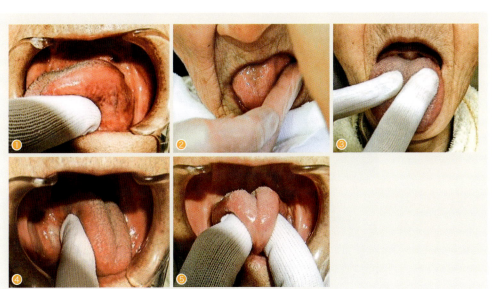

図2　舌のストレッチ
❶ オトガイ舌筋，横舌筋，垂直舌筋のストレッチ
❷ 下縦舌筋，オトガイ舌骨筋のストレッチ
❸ 上縦舌筋，舌粘膜のストレッチ
❹ 顎二腹筋前腹，オトガイ舌筋のストレッチ
❺ 横舌筋のストレッチ

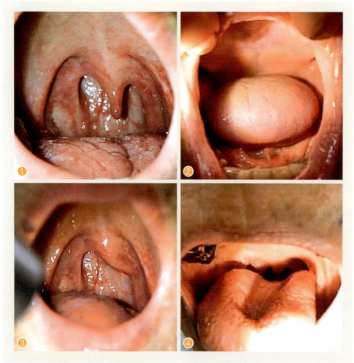

図3 咽頭の観察
舌の動きが悪い患者さんでは，舌が後方に下がって口峡の隙間がない状態になり，のみ込みにくくなっていることがある
❶ 口峡の面積が確保されている
❷ 口峡が狭まっている
❸ 口蓋垂が口蓋咽頭弓にはりついている
❹ 口蓋咽頭弓，口蓋帆挙筋，口蓋咽頭筋が動いていない状態

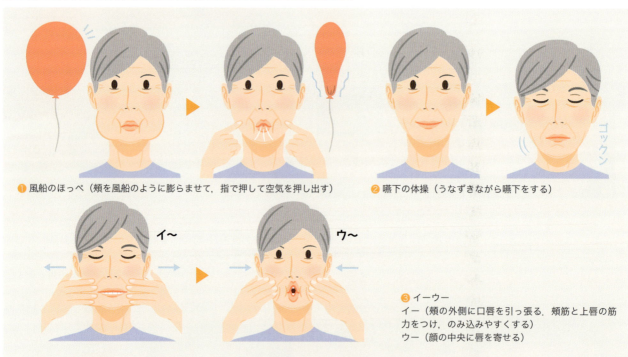

❶ 風船のほっぺ（頬を風船のように膨らませて，指で押して空気を押し出す）
❷ 嚥下の体操（うなずきながら嚥下をする）
❸ イーウー
　イー（頬の外側に口唇を引っ張る．頬筋と上唇の筋力をつけ，のみ込みやすくする）
　ウー（顔の中央に唇を寄せる）

図4 診療室で勧めたい介護予防のための口腔リハビリメニュー

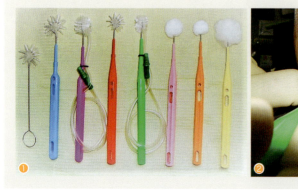
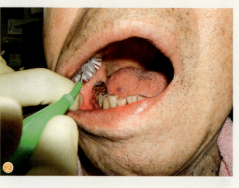

図5 球状ブラシを使用した口腔のストレッチ
❶ くるリーナブラシシリーズ（オーラルケア）
❷ 口腔内での使用風景

CHAPTER 2　Q&Aで解説！　ライフステージからみた口腔機能

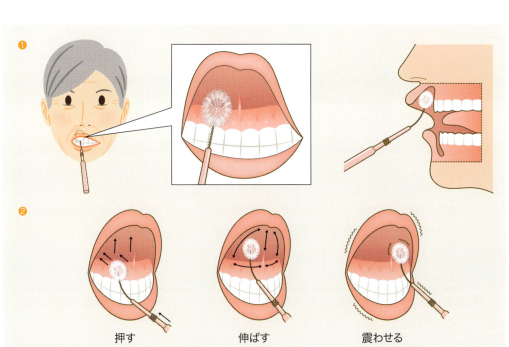

図6　球状ブラシを使用した上唇の内側のストレッチ
① ブラシを上唇の内側と歯肉の境目（歯肉頬移行部）まで入れる
② 歯肉頬移行部にブラシを当て，押す・伸ばす・震わせる
＊下唇も同様に行う

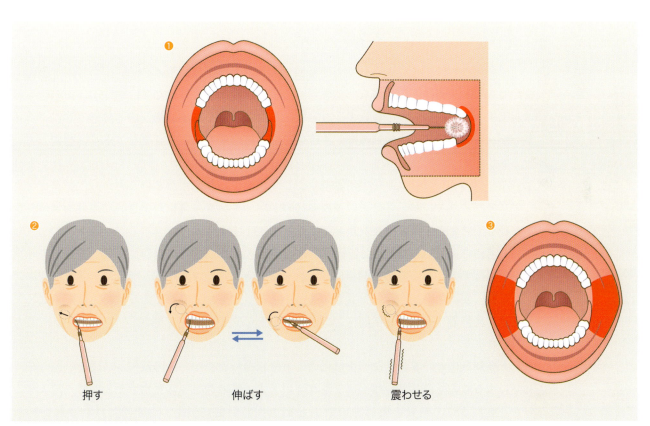

図7　球状ブラシを使用した上下の歯肉の奥，頬の内側のストレッチ
① ブラシを歯列の奥の粘膜部まで入れ，赤い部分をストレッチする
② ブラシで押す・伸ばす・震わせる
③ 頬の内側（赤い部分）も同様にストレッチする

Q.02 高齢者のドライマウス，舌痛症に口腔周囲筋のトレーニングは有効ですか？

A. 高齢者の舌痛症の原因を大別すると，カンジダ菌の増殖で発症する症例が多く，そのほかにはジスキネジアや舌癖が原因となるもの，心因性のものがあります．ドライマウスで唾液量が減少することでカンジダ菌が増殖した症例には抗真菌薬の投与とともに口腔周囲筋のトレーニングにより唾液分泌を促すことが，カンジダ菌の増殖抑制に有効です．

一方，舌癖が原因となっているものや心因性の症例に対しても，口腔周囲筋のトレーニングにより，舌以外に意識を分散させることで症状が改善するとされます．また，このようなトレーニングは精神を安定させるセロトニンの分泌を高め，症状の軽減にもつながることが考えられます．

斎藤一郎（クレインサイエンス　代表）

高齢者のドライマウス

　高齢者のドライマウスの原因は多様であり，高血圧症のための降圧剤の服用が原因となるなど薬剤性ものが多く，糖尿病，脂質異常症，動脈硬化などの老化関連疾患にも起因することが知られています．さらに，食生活習慣や加齢に伴う筋力の低下などドライマウスの原因は複合的であり，本症の患者さんの多くがさまざまなストレスを抱えていることから，精神的ストレスによる口腔異常感によるドライマウスも少なくありません．このように日常的な生活習慣を介して発症するケースが多いことから，ドライマウスの患者さんに対しては，口腔周囲筋のトレーニングも含めた全身的な運動や食事を含むライフスタイルの提案が重要です．

　老化の過程に伴う唾液分泌障害が改善されれば，口腔内の自浄作用の改善などの効果が期待でき，誤嚥性肺炎等を防ぐことも可能となります（図1）．加えて，唾液は食物の咀嚼・嚥下を助け，味覚や食感を味わい，楽しむために重要であるため，唾液分泌の促進は高齢者のQOLの向上，ひいては多くの人が望む健康長寿の延伸につながると考えられます[1]．

　高齢者における誤嚥性肺炎は死因の上位を占めますが，その原因が口腔や咽頭の細菌によるものであるとの報告がなされています．誤嚥性肺炎は食物や唾液が肺へ流入することにより，全身の免疫力の低下と相まって発症します．口腔内には常在菌が唾液 $1\,mL$ 中に約 10^8 個生息しているといわれており，唾液分泌の減少に伴って口腔内の環境が著しく悪化することにより口腔常在菌が繁殖することは明らかであるため，その対応として口腔ケアや唾液の分泌を促すことは重要です（図2）．

　ドライマウスの治療では患者さんが原因を認識することによって自覚症状が軽減される場合も多いため，認知行動療法などの心理療法的な対応が求められる症例も少なくありません．特に強いストレスが加わると，唾液分泌量が低下し，タンパク濃度が上昇することで不快感が増強することから，ドライマウスの患者さんでは社会的・身体的なス

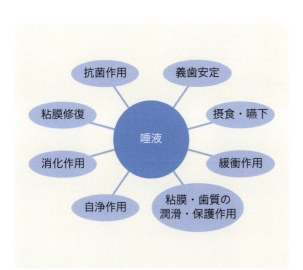

図1　唾液の役割

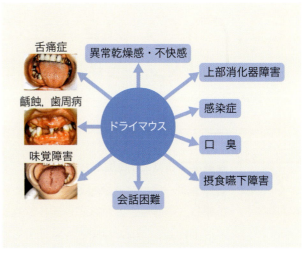

図2　ドライマウスにより発症する病態

トレスを自覚する方が多いとされています．また，口腔乾燥感，口腔異常感，舌痛症，歯科治療などのさまざまなストレスが引き金となって神経性の唾液分泌低下を起こすことがあります．

最近では，口腔乾燥感を訴えるものの明らかな唾液分泌低下を認めない例も多く，本大学歯学部附属病院のドライマウス専門外来の受診者のうち約3割は明らかな唾液分泌低下を認めない症例であり，口腔異常感症の範疇に入る舌痛症も多いことから，歯科心身症的な対応が求められています．

口腔周囲筋のトレーニングによる症状の緩和

MFTにより口腔周囲の筋や表情筋を鍛えることは，唾液分泌の改善につながります．顔面にある筋肉の約70％は口腔周囲に集中しており，老化により筋肉が衰えると，唾液腺の多くは筋肉に裏打ちされていることから唾液分泌が低下します．これを防止するためには，口腔周囲の筋肉を鍛えることが必要となります．

顔面の筋肉のうち通常使用される筋線維は全体の2～3割にすぎないといわれ，年齢とは無関係に筋肉を使用しなければオーラルフレイル（ p.152 Column「オーラルフレイルと口腔機能低下症」参照）の要因となります．顔面の筋肉は，足や腹などの筋肉と比較して小さいことや，口腔顎顔面に走行している筋は意識しやすく，加えて筋肉に対する脂肪の割合が少ないので，短期間で鍛えることが可能です．

最近では，表情筋を動かして笑顔をつくるだけで，脳の錯誤により，本当に楽しいことが起きたときのような反応をすることもわかってきました．すなわち，楽しいから笑うだけではなく，笑顔をつくることで楽しくなることが科学的に証明されつつあるのです．つまり，口腔周囲筋のトレーニングにより人為的に幸福感が得られるという役割も考えられます[2]．また，歌唱や口腔のトレーニングにより不安やうつ傾向が軽減される可能性も示唆されています[3,4]．

Q.03 義歯の状態から口腔機能をどのようにみますか？

A. 高齢者の方から「義歯が合わない」という訴えがある場合には，義歯そのものを見ることも大切ですが，合わない原因がどこにあるのか，形態だけではなく，口腔機能・身体機能も含めて診断し，形態修正とリハビリテーションを同時進行で行っていくことが重要です．

黒岩恭子（歯科医師，村田歯科医院）

高齢者の義歯と口腔機能

高齢者の方から「義歯が合わない」という訴えがある場合には，本人の訴えを十分傾聴し，まずは合わない原因がどこにあるのか，口腔機能も含めて観察し，診断することが必要です．

①来院時の状況

口腔機能と全身機能は密接につながっています．そのため，全身的な身体機能が低下してくると，それに伴って口腔の機能も低下し，義歯が合わなくなっている場合もあります．口腔内を観察する前に，来院時の歩行の状態，表情（表情筋の動き），発声・発話の状態，顔色・肌つやなどからその方の心身の機能を含めて観察しましょう．患者さんが来院されたときから，義歯の評価が始まっています．

②口腔ケア時の観察

口腔ケアを行う際も，単に口腔内や義歯を清掃するだけでなく，口腔周囲筋や舌の動き，唾液の分泌状況などを観察します．義歯を取り出す際は，義歯の状態をよく観察しましょう．高齢者では，脳梗塞の後遺症などで麻痺が残っている場合や口腔機能に左右差がある場合などで，汚れの付着状況にも差がでてくることがあります．

③義歯の状態の観察

年齢を重ねると心身の機能が低下し，日常生活のなかで身体の活動が少なくなり，姿勢が崩れがちです．不良な姿勢の高齢者に対しては，日常のとりとめのない会話で身体をリラックスしていただきます．次にチェアに安楽に座れるようクッションなどで体幹を整えてから，表情筋の評価を行い，義歯の形態が現在の口腔機能に合っているかどうかを診断していきます．その際，口腔周囲に手を当てて，患者さんに口を動かしてもらい，口腔周囲筋の動きと義歯の形態に不調和がみられないかどうかを観察します．不適

合な義歯の多くは口腔周囲筋の機能低下に関連しており，その徴候は舌に顕著に現れるため，特に舌の動きに着目します．

　高齢者の義歯の不適合の原因として，ジスキネジア（不随意運動）があります．一般的にジスキネジアは認知症などの疾患やパーキンソン病治療薬，向精神薬などの副作用から起こると言われています．しかし，ジスキネジアの患者さんの多くで，義歯や咬合の不安定，口腔機能の協調運動の不調和などを整えることで症状が消失することがあります．

機能・形態両面からのアプローチ

　義歯の不適合がみられたら，口腔機能の評価をもとに，現在の口腔環境に合った形態に変更していきます．

①義歯治療に入る前の準備

　義歯治療に入る前には，以下を行います．
・僧帽筋，脊柱起立筋，肩甲骨周囲，頸部の筋肉などのマッサージ
・足踏みや手を伸ばすストレッチを行い身体を柔軟にする
・深呼吸を行う

これらを行ってから治療に入ると，顎関節周囲の筋肉や舌が動きやすくなります．

②姿勢の調整

　安定した状態でチェアに座れるよう，クッションを使用して姿勢を整えます．こうすることで，印象採得する際の誤嚥などを防ぐと同時に，患者さんが安楽に治療を進めることができます（図1）．

③機能・形態両面からのアプローチ

　大切なのは，義歯形態の修正と同時に，舌や口腔周囲筋のリハビリテーションを行いながら機能面との調和を図っていくことです．リハビリを行ったうえで，機能の過不足については辺縁封鎖や咬合調整などを行うことで，「何回調整しても食べられない」「義歯が合わない」ということが少なくなります．高齢者では，義歯の形態と機能を分けて考えるのではなく，ハード（形態）とソフト（機能）の両面からアプローチをし，「機能

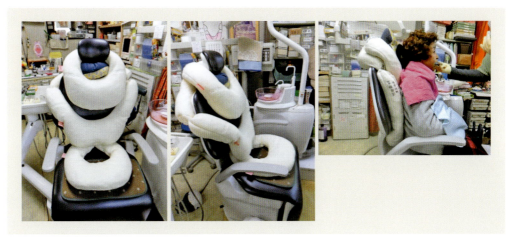

図1 クッションを使用した姿勢の調整

を引き出す義歯」を目指すことが介護予防につながります．

超高齢社会における義歯治療

　病院や高齢者施設・在宅などへ訪問に行くと，義歯が合わなくなって外されてしまったり，非常に適合の悪い状態の義歯をやむを得ず使用していたりする高齢者に多く遭遇します．他職種から「なぜ，元気で診療室に通えているときに，義歯治療をしておかなかったのかしら」と質問されることも少なくありません．また，環境的に義歯の細かな調整ができない在宅や施設などの現場では，数回調整して義歯が合わなければそのまま放置されているという現状もあります．

　超高齢社会においては，姿勢と機能と形態が調和する義歯によって「飲食できる・話せる口」を最期まで守っていくことが，患者さんご本人からも，他職種からも求められているのです（図2，3）．

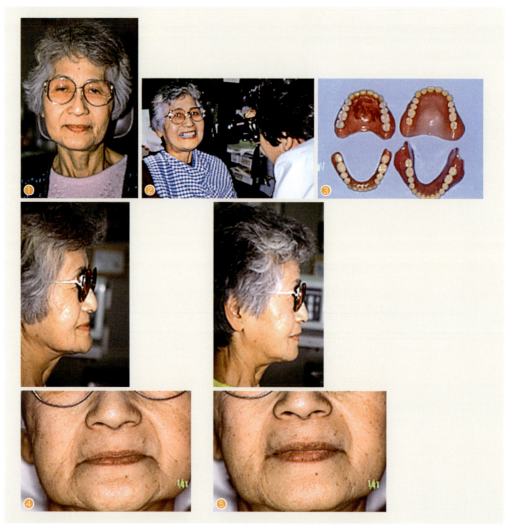

図2　71歳，女性への義歯治療
❶ 初診時の顔貌
❷ 口腔リハビリ（表情筋のマッサージ，歯肉頰移行部のマッサージ，内舌筋・外舌筋のマッサージとストレッチ，ブクブクうがい・ガラガラうがいなど）を行いながら義歯の作製を行った
❸ 旧義歯（左）と新義歯（右）
❹ 旧義歯装着中の顔貌と口腔周囲筋の状態．表情筋の動きが乏しく，鼻翼・鼻唇溝が下垂，口唇・口輪筋・オトガイ筋・口角下制筋に緊張がみられた
❺ 新義歯装着後の顔貌と口腔周囲筋の状態．口腔周囲筋や顎関節の協調運動を引き出しやすいよう適切な咬合高径を与え，筋圧中立帯の中央に人工歯を排列して上下顎の床の安定を図った．緊張がみられた頰筋，咬筋，笑筋，口輪筋，口角下制筋，下唇下制筋がリラックスし，内舌筋，外舌筋の協調運動を導くことができた．飲食や会話もスムーズになった

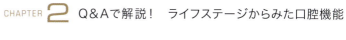

CHAPTER 2 Q&Aで解説！ ライフステージからみた口腔機能

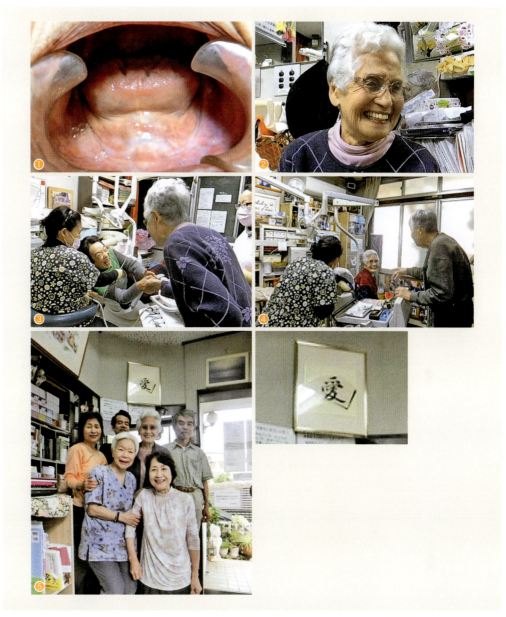

図3 図2の患者さんの21年後（92歳時）
❶❷ 顎堤の吸収は著しいが，適合する義歯を装着することで口腔周囲の筋群の協調運動が図られ，笑顔で充実した日々を送っている
❸ 定期診査に来院時，60代の患者さんに「あやかりたいわ」と握手を求められていた
❹ 全顎的に歯が残っている85歳の患者さん（右）からも「総入れ歯も大変でしょうが，頑張ってください」と声をかけられた
❺ 家族とともに定期検診に来院された際，自筆の書「愛」を額に入れてプレゼントしてくださった．「愛」の書の前で家族全員集合の記念撮影

COLUMN

オーラルフレイルと口腔機能低下症

水口俊介（東京医科歯科大学　名誉教授）

オーラルフレイルとは？

　加齢に伴う歯の欠損や咀嚼嚥下機能の低下，口腔内環境の悪化により適切な栄養摂取が阻害され，結果的に要介護状態の悪化がみられることは高齢者歯科医療の現場ではこれまでも認識されてきました．そのような事例に対して，歯科医療が介入する場合に適切な病名が必要であることが議論され続けていました．

　2013年，国立長寿医療センターの研究班により，「オーラルフレイル」の概念が提示されました（図1）[1]．その概念図には，社会性や精神・心理状態の低下から始まり，口腔への関心度（口腔リテラシー）の低下，齲蝕・歯周病の増加の徴候を示す「前フレイル期」を経て，口腔機能の軽度の低下によるわずかな食べこぼしや滑舌の低下，噛めない食品の増加などにより食習慣の悪化の徴候が表れる段階を「オーラルフレイル期」と定義しています．そして，口腔機能の低下が進行し，サルコペニアやロコモティブシンドロームに陥る段階を「サルコ・ロコモ期」，さらに咀嚼機能不全や摂食嚥下障害から要介護状態や虚弱に至った段階を「フレイル期」としています．すなわち「オーラルフレイル」は，口腔機能の低下に早期に気づき，対応するための重要な言葉となったわけです．

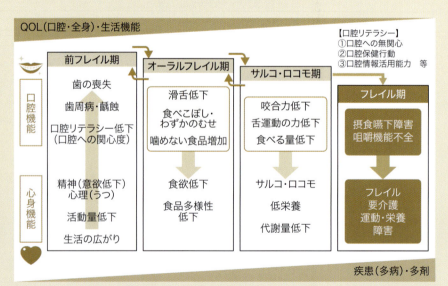

図1　オーラルフレイルの概念[1]
口腔機能や食環境，栄養状態の悪化から始まる身体機能の低下とサルコペニア，さらには最終的に生活機能障害と虚弱の発生から要介護状態に至る構造的な流れを，4つの段階に分けて説明し，口腔の機能低下を経由して，全身の機能低下が進行する過程の概念を示している

オーラルフレイルと口腔機能低下症

　日本老年歯科医学会は，健康な状態から「口腔機能障害」まで低下する途中段階に「オーラルフレイル」と，歯科医療が介入するべきポイント，すなわち病名としての「口腔機能低下症」が存在することを示しました（図2)[2]．そして，これまで学会でなされてきた議論をもとに，7つの項目（口腔衛生状態不良，口腔乾燥，咬合力低下，舌口唇運動機能低下，低舌圧，咀嚼機能低下，嚥下機能低下）を「口腔機能低下症」の診断に必要な症状と考え，その診断基準の初期値を設定しました．さらに，これらの症状のうち3項目を満たすものを「口腔機能低下症」とすることを提案しました．

　ここで重要なのは「口腔機能低下症」の状態は介入や訓練によって，上の段階に戻ることができるということです．すなわち「口腔機能低下症」の患者さんに歯科医療関係者が適切に介入することによって口腔機能を管理して，機能の低下を防ぎ，要介護状態になることを防ぐことができるというわけです．

　この新病名の提案および保険収載によって，「口腔機能低下症」に関するエビデンスがさらに集積され，診断の確度が増し，健康長寿社会達成への歯科医療の貢献がさらに高まることを期待しています．

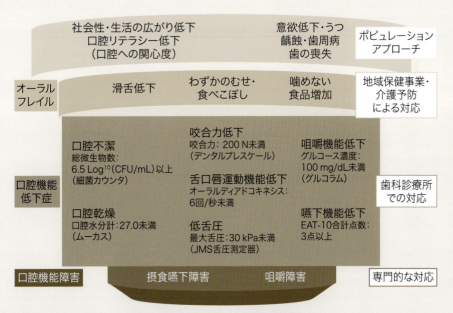

図2　オーラルフレイル・口腔機能低下症・口腔機能障害
日本老年歯科医学会は，オーラルフレイルが始まり，口腔機能障害のレベルの1歩手前，歯科医療の介入でリカバリーできる段階を「口腔機能低下症」とすることを提案した[2]

COLUMN

私が見てきた日本のMFTの発展

Julie Zickefoose (Academy of Oral Myofunctional Therapy International)

(訳：高橋　治)

交流のはじまり

　およそ40年間もの長きにわたり，日本の歯科関係者の皆様のご協力のもと，MFTを広める活動を行ってきたことは，夫・Billと私の大きな誇りと喜びです．私たちが情熱をもって取り組んできたMFTが，日本において急速に発展し広まっていく様子を目の当たりにし，とてもうれしく感じています．MFTは私たちの人生の大きな部分を占めるものです．人生をどう歩むかは，ある程度の計画ができますが，最大の進歩はしばしば偶然に起きるものです．

　1978年，大野肅英先生から夫William (Bill) E. Zickefooseへ，「MFTを学ばせるために日本から歯科衛生士を数名派遣したいのだが……」と問い合わせがありました．これこそが口腔・顔面の筋機能に関心をもつ日本の人々と私たちとの関係の始まりでした．

　1979年1月，私たちの人生に影響を与え，変化を及ぼすことが起こりました．4名の歯科医師がその医院に勤務する4名の歯科衛生士を，カリフォルニア州サクラメントの私たちのもとにMFTの訓練を受けさせるために送り出したのです．彼女たちは知識と技術を迅速に習得しました．そして，彼女たちが患者さんのために最善を尽くすであろうことが私たちには想像できました（図1，2）．

　1981年，ミツバオーソサプライ社の小川　清・前社長が私たちを日本に招き，MFTに興味をもつ歯科医師，歯科衛生士のための講習会が開催されました．参加者の皆さんがMFTについて学ぶ一方，私たちは日本について学ぶという恩恵にあずかりました．5軒のファミリーの家に滞在させていただき，出会った人々，文化，そして患者さんのために努力を惜しま

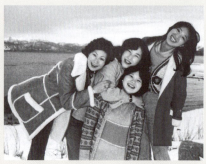

図1　サクラメントで最初にMFTを学んだ4人の歯科衛生士（1979年）
左から葛西富子，上條（高橋）未哉子，星野直美，渕上かおる（名前は当時）

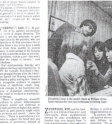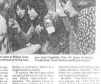

図2　研修の様子はサクラメントの地元紙（The Sacramento Bee）にも掲載された

ない歯科医師・歯科衛生士の情熱に，私たちは心の底から魅了されました．

　この機会をきっかけに，40年間にわたり日本の歯科界の方々との関係が築かれ，ベーシックコースとアドバンスコースを定期的に開催させていただきました．また，難しい症例の「トラブルシュート」のために歯科医院を何軒か訪問しました（図3）．

　最初のコースは少人数で行われましたが，年を経るにつれMFTに対する関心が高まりました．当時から私たちは日本におけるMFTの症例の質の高さと進歩の速さに深い感銘を受けてきました．MFTの臨床に携わる人々が満足のいく結果を手にし，患者さんに大きな恩恵を与えている事実を私たちは目の当たりにしました．日本の有能な歯科医師と歯科衛生士によって書かれた非常に興味深い論文を読み，その研究内容の素晴らしさに心を打たれました．

日本におけるMFTの広がり

　2002年の日本口腔筋機能療法研究会の設立は，日本におけるMFTの歴史においてもっとも進歩的な瞬間でした．MFTが発展していくなかで，指導者としての歯科衛生士や歯科医師たちが，お互いの意見と新しいアイディアを共有し，交換する場をこの学会は提供しました．卓越したリーダーシップによりこのプロセスが導かれ，真の意味での情報交換とコミュニケーションの場が展開されました．

　MFTは日本の多くの矯正歯科医や複数の歯科大学からも支持されています．矯正歯科分野の学術大会や国際会議では，MFTに関する講演がたびたび行われ，MFTに精通する講師たちの専門的な知識が参加者にシェアされました．MFTの有益性の説明を症例提示とともに広めていくことで，この分野の知識がさらに深まろうとしています．

　日本におけるMFTの発展を見ることができたのはBillと私にとって大きな喜びであり，とても多くの意味をもっています．日本においてMFTに携わる人々が，形態と機能の調和を求める患者さんを救うための方策を探求しつづけてくださることが私の希望であり，そしてその発展を確信しています．

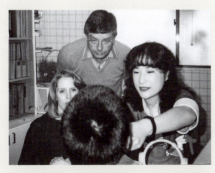

図3　訪問した歯科医院にて患者指導を行っているところ（1981年）

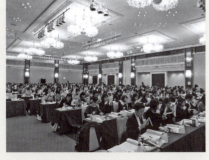

図4　日本で開催されたベーシックコースの様子

付録

レッスンプログラム
（舌小帯付着異常・低位舌・外科的矯正治療）

YUKITOSHI OHNO **大野由希粛**・SAYAKA TSUCHIYA **土屋さやか**
歯科医師・歯科衛生士，大野矯正クリニック

　当院では，口腔習癖を有する患者さんに対してMFTワークブック『舌のトレーニング』（わかば出版）を参照した「フルプログラム」（レッスン1〜8）を基本にMFTの指導を行っています（図1，表1）．患者さんの口腔習癖の症状によってはすべてのエクササイズを行う必要がない場合もあります．その際には当院で考案した「MFTカードブック」から，患者さんに合わせたエクササイズを選択して，ワンポイントレッスンとして指導します（図2）．

　しかし，経験の浅い指導者が最適なエクササイズを選択することは容易ではありません．そこで，いくつかの症例に対して，代表的なエクササイズをレッスンごとに整理した簡易的なプログラムを考案して活用しています．

　このレッスンプログラムでは，すべてのレッスンが終了した時点で口腔機能の再評価を行い，必要によりフルプログラムの指導に移行します．

　本稿では，舌小帯付着異常・低位舌・外科的矯正治療を行う患者さんに対するレッスンプログラムを紹介します．

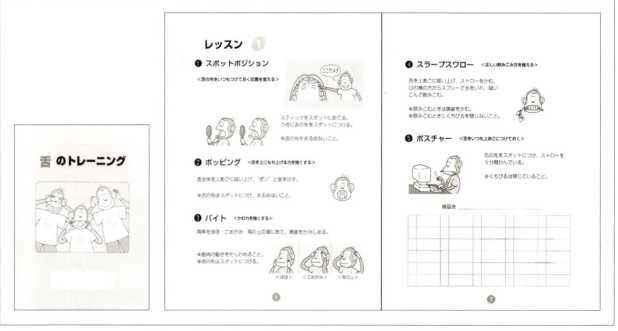

図1　MFTワークブック『舌のトレーニング』（わかば出版）
レッスン1〜8で構成されている

付録

表1 目的別分類によるトレーニングの一覧表 （『MFT入門』より）

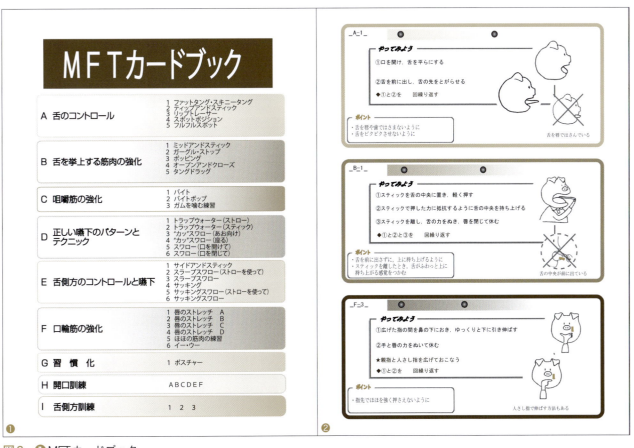

図2 ❶MFTカードブック
❷MFTカードブックよりエクササイズを選択したワンポイントレッスンの一例

舌小帯付着異常の患者さんへのプログラム

◉ 術前の指導

　舌小帯切除術を必要とする舌小帯の付着異常が認められる患者さんに対しては，自分で舌の動きをコントロールできること，舌を口蓋に吸いつけられるようにすることを目標として，MFTの指導を開始します．ただし，舌の可動域が制限されているため，可能な範囲内での対応とします．これらの目標を達成した段階で，舌小帯切除術の時期について検討します．

- 指導期間：1～3カ月
- 来院間隔：2～3週間に1度

	レッスン1	レッスン2	レッスン3
指導目標	・舌を動かす感覚をつかむ	・舌の動きをコントロールできるようにする ・舌小帯を伸展する ・舌の筋力を強化する	・舌小帯を伸展する ・舌の筋力を強化する
舌の コントロール	口腔内で舌を弛緩させて，10秒維持する（下唇に舌を乗せてもよい） 舌を横にふる（口角に届くまで伸ばす）	ファットタング・スキニータング （できる範囲内で舌を前方に出す） リップトレーサー （できない場合は，ティーストレーサー）	ティップアンドスティック
舌を挙上する 筋力の強化	ミッドアンドスティック	ポッピング （スポットの位置は意識しない）	ポッピング （開口量は最大ではなくていいので，舌をしっかりと挙上する） タングドラッグ （舌小帯をできるかぎり伸ばす）

図3　舌小帯切除術前に行うプログラム
（◉表中のレッスンの詳細はp.14～参照）

◉ 術後の指導

　術後のMFT指導については，舌の可動域の拡大状態を見極めながら，レッスンを進めていきます．術前から指導を開始することにより，患者さんの舌の動かし方に関する意識が高まり，術後の指導を効率的に進めることができます（図5）．

- 指導期間：約3カ月
- 来院間隔：2～3週間に1度

	レッスン1	レッスン2	レッスン3
指導目標	・舌小帯を伸展する	・舌小帯を伸展して，運動範囲を広げる ・舌の筋力を強化する ・安静時の正しい舌位を覚える	・舌小帯を伸展して，運動範囲を広げる ・舌の筋力を強化する ・安静時の正しい舌位を習慣化する ・正しい嚥下パターンを意識する
舌の コントロール		スポット ティップアンドスティック	
舌を挙上する 筋力の強化	オープンアンドクローズ （舌小帯をしっかりと伸ばす）	オープンアンドクローズ （スポットの位置を意識して，挙上時間を長くする）	オープンアンドクローズ （開口量を最大にして行う） タングドラッグ
正しい嚥下 パターン			スワロー （舌尖をスポットにつけて，奥歯を噛んでのみ込む）
習慣化			ポスチャー

図4　舌小帯切除術後に行うプログラム
（◉表中のレッスンの詳細はp.14～参照）

付録

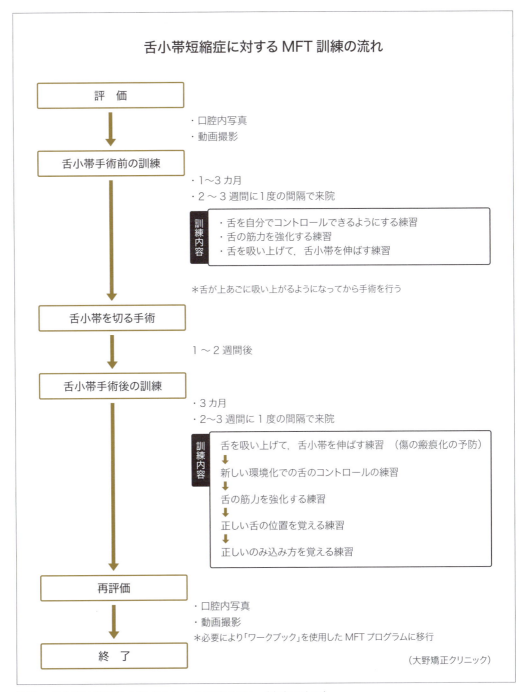

図5 舌小帯付着異常の患者さんへの訓練の流れ（患者配布用）

低位舌の患者さんへのプログラム

おもに，学童期の骨格性下顎前突症患者を対象とした，舌の筋力強化と安静時の正しい舌位の習慣化を重点化しているプログラムです．口腔習癖の状態から指導が必要であると判断した場合，矯正治療と並行して指導を進めていきます（図7）.

舌が下の前歯のうらにあるあなたへ
～ポカーンと開いた口から舌（舌背(ぜっぱい)）が見えていませんか?～
担当
年 月 日
「低位舌」(ていいぜつ)という
舌の癖（口腔習癖）かもしれません。
習慣的に口が開いている場合は
トレーニングを行い、唇を閉じ
正しい位置に舌をつけ、鼻で息をする
習慣を身に付けましょう。
LESSON 1
低位舌の癖があると・・・
・口をポカーンと開けていることが多くなります
・鼻の通りが良くても、口呼吸になるけいこうがあります
・歯並び・咬み合わせにえいきょうをあたえることがあります
・矯正治療のさまたげになることがあります
大野矯正クリニック
舌と唇の正しい位置
舌の先はスポットにつけ、舌を上あごに吸いつけ、唇を軽く閉じる
スポット

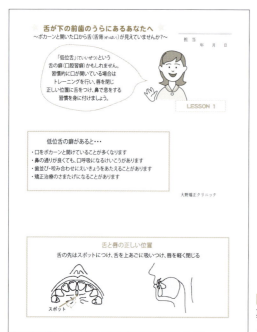

図6　低位舌の患者さんに配布するリーフレット
裏面にはレッスン1のエクササイズが印刷されている

● 指導期間：約6カ月
● 来院間隔：1カ月に1度

	レッスン1	レッスン2	レッスン3	レッスン4	レッスン5	レッスン6
指導目標	・舌を動かす感覚をつかむ ・舌を挙上する感覚をつかむ ・上唇を伸ばす感覚をつかむ	・舌の筋力を強化する ・舌の動きをコントロールできるようにする ・口輪筋を動かす感覚をつかむ	・舌の筋力を強化する ・安静時の正しい舌位を覚える ・口輪筋・表情筋を強化する	・舌の筋力を強化する ・安静時の正しい舌位を習慣化する	・舌の筋力を強化する ・安静時の正しい舌位を習慣化する ・口腔周囲筋を強化する	・舌の筋力を強化する ・安静時の正しい舌位を習慣化する ・口腔周囲筋を強化して，口唇閉鎖を促す
舌のコントロール	ファットタング・スキニータング	リップトレーサー	スポットポジション	ティップアンドスティック		
舌を挙上する筋力の強化	ミッドアンドスティック	ポッピング	ポッピング（スポットを意識して行う）	バイトポップ（舌小帯をしっかりと伸ばす）	オープンアンドクローズ（舌中央部を挙上することを意識する）	タングドラッグ（舌を挙上した状態でコントロールする）
習慣化				ポスチャー（5分間）	ポスチャー（10分間）	ポスチャー（15分間）
口輪筋の強化	リップマッサージ	イー・ウー	イー・ウー		リッププル	リップパッファー

図7　低位舌の患者さんに行うプログラム
(表中のレッスンの詳細はp.14～参照)

付録

外科的矯正治療を行う患者さんへのプログラム（顎離断手術前）

　低位舌や舌突出癖が多く認められる骨格性の下顎前突症例や開咬症例を対象とした，舌の筋力強化と正しい嚥下パターンの習得を重点化している術前の矯正治療期間中のプログラムです．

　外科的矯正治療を行う症例は，顎離断手術による顎骨の形態変化が大きく，矯正治療後の後戻りの軽減につなげるためにも早期に口腔機能を順応させることが重要です．そのためにも，術前矯正治療期間からMFTの指導を開始して，術後の指導を円滑に進める必要があります．

[術前の矯正治療期間]
- 指導期間：約6カ月
- 来院間隔：1カ月に1度（矯正のアポイントと同日）

	レッスン1	レッスン2	レッスン3	レッスン4	レッスン5
指導目標	・舌の筋力を強化する	・舌の筋力を強化する ・舌の動きをコントロールできるようにする	・舌の筋力を強化する ・唾液を集める感覚をつかむ	・舌の筋力を強化する ・舌後方部を使って嚥下する	・舌の筋力を強化する ・舌後方部と側方部を使って嚥下する
舌のコントロール	ティップアンドスティック	リップトレーサー			
舌を挙上する筋力の強化	ミッドアンドスティック	ポッピング（スポットの位置は意識しない）	オープンアンドクローズ（スポットの位置は意識しない）	オープンアンドクローズ（スポットの位置は意識しない）	タングドラッグ
咀嚼筋の強化		バイト	バイトポップ		
正しい嚥下パターン				カッスワロー（座った状態で行う）	スワロー（舌尖を口蓋につけて，奥歯をかんで飲み込む）
舌側方のコントロール	サイドアンドスティック		スラープスワロー（ストローは咬まない）	サッキング	サッキングスワロー（ストローは咬まない）

図8　顎離断手術前のプログラム
（表中のレッスンの詳細はp.14〜参照）

● 術後の指導

　顎離断手術後の入院期間中は，安静時の舌位（スポット）の位置を意識するように指示します．退院後は術後矯正治療と平行して「MFTワークブック」によるフルプログラムでのMFTの指導を行います．

文献

Introduction

01 MFTの基礎知識

1) Barrett RH, Hanson ML：Oral Myofunctional Disorders. The C. V. Mosby Company, St. Louis, 1974.
2) Zickefoose WE：Oral Myofunctional Therapy within the Dental Office【Hockel JL：Orthopedic Gnathology】. Quintessence Publishing, Chicago, 1983, 139-194.
3) 大野粛英, 吉田康子, 高見佐代子ほか：マイオファンクショナル・セラピーの臨床 —舌癖と指しゃぶりの指導. 日本歯科出版, 東京, 1986.
4) Zickefoose WE, Zickefoose J, Zickefoose T：Techniques of Oral Myofunctional Therapy. O.M.T. Materials, Sacramento, 1989.
5) 山口秀晴, 大野粛英, 佐々木洋ほか：口腔筋機能療法(MFT)の臨床. わかば出版, 東京, 1998.
6) 山口秀晴, 大野粛英, 嘉ノ海龍三：MFT入門 初歩から学ぶ口腔筋機能療法. わかば出版, 東京, 2007.
7) 山口秀晴, 大野粛英, 高橋 治, 橋本律子：MFT臨床 指導力アップ・アドバンス編. わかば出版, 東京, 2012.
8) 日本口腔筋機能療法学会：やさしくわかるMFT. わかば出版, 東京, 2014.
9) 高橋 治, 高橋未哉子：新版 口腔筋機能療法MFTの実際 上巻 MFTの基礎と臨床例. クインテッセンス出版, 東京, 2012.
10) 高橋未哉子, 高橋 治：新版 口腔筋機能療法MFTの実際 下巻 口腔機能の診査とレッスンの進めかた. クインテッセンス出版, 東京, 2012.
11) 大野粛英, 岡田順子, 竹内浩美, 橋本律子, 入江牧子：舌のトレーニング. わかば出版, 東京, 1998.
12) 高橋未哉子, 高橋 治：したのくせ MFT(口腔筋機能療法)ワークブック. クインテッセンス出版, 東京, 2012.

02 ライフステージに応じたMFTの活用

1) 飯島勝矢ほか：食(栄養)および口腔機能に着目した加齢症候群の概念の確立と介護予防(虚弱化予防)から要介護状態に至る口腔機能支援等の包括的対策の構築および検証を目的とした調査研究. 2015.
2) 大島伸一：転換期での歯科医療 —専門職能団体の役割・使命—. 日歯会誌, 65(1)：26〜33, 2013.
3) 大野粛英, 大野由希粛：形態から機能へのパラダイムシフト. 日本歯科評論, 73(9)：33〜40, 2013.
4) 大野粛英, 橋本律子：オーラルフレイル対策にMFTを役立てよう. DH style. 10(8)：79〜90, 2016.
5) 木本茂成：小児の口腔機能発達不全症の保険導入への経緯と意義. 日歯会誌, 71(6)：16〜17, 2018.
6) 新田國夫監修, 飯島勝矢・戸原 玄・矢澤正人編著：老いることの意味を問い直す フレイルに立ち向かう. クリエイツかもがわ, 京都, 2016.
7) 日本口腔筋機能療法学会：やさしくわかるMFT. わかば出版, 東京, 2014.
8) 日本歯科医学会：小児の口腔機能発達評価マニュアル. 2018.
9) 日本歯科医学会：歯科医療関係者向け研修会「口腔機能発達不全症の考え方と小児の口腔機能発達評価マニュアルの見かた」資料. 2018.
10) 日本歯科医学会：重点研究委員会公開フォーラム「子どもの口腔機能の発達を支援するために」資料. 2018.
11) 向井美惠, 井上美津子, 安井利一ほか編著, (公財)ライオン歯科衛生研究所編：健康寿命の延伸をめざした 口腔機能への気づきと支援 ライフステージごとの機能を守り育てる. 医歯薬出版. 2014.
12) 山口秀晴, 大野粛英, 高橋 治, 橋本律子：MFT臨床 指導力アップ・アドバンス編. わかば出版, 東京, 2012.
13) 山口秀晴, 大野粛英, 橋本律子：はじめる・深めるMFT お口の筋トレ実践ガイド. デンタルダイヤモンド社, 東京, 2016.
14) 柳川忠廣：国民への広報作戦. 日歯医誌, 65(1)：52〜56, 2013.
15) 水口俊介, 津賀一弘, 池邉一典ほか：高齢期における口腔機能低下—学会見解論文 2016年度版—. 老年歯学, 31(2)：81〜99, 2016.

Chapter 1 MFTに必要な基礎知識

01 MFTを行ううえで知っておきたい摂食嚥下の基礎知識〜「食べる機能」の発達を中心に

1) 金子芳洋：食べる機能の障害—その考え方とリハビリテーション—. 医歯薬出版, 1987.
2) 田角 勝・向井美惠：小児の摂食嚥下リハビリテーション 第2版. 医歯薬出版, 2014.
3) 向井美惠・井上美津子・安井利一ほか編著, (公財)ライオン歯科衛生研究所編集：健康寿命の延伸をめざした口腔機能への気づきと支援 ライフステージごとの機能を守り育てる. 医歯薬出版, 2014.
4) 大塚義顕：嚥下運動の発達【田角 勝, 向井美惠 編著：小児の摂食嚥下リハビリテーション 第2版】. 医歯薬出版, 2006：44.
5) 大塚義顕, 渡辺 聡, 石田 瞭ほか：嚥下時舌運動の経時的発達変化 超音波前額断による舌背面について. 小児歯誌, 36(5)：867〜876, 1998.
6) 厚生労働省：「授乳・離乳の支援ガイド」の策定について. https://www.mhlw.go.jp/shingi/2007/03/s0314-17.html (2018年8月27日)
7) 尾本和彦：乳幼児の摂食機能発達. 第1報 行動観察による口唇・舌・顎運動の経時変化. 小児保健研究, 51(1)：26〜66, 1992.
8) 厚生労働省：平成17年度乳幼児栄養調査結果の概要. www.mhlw.go.jp/houdou/2006/06/h0629-1.html (2018年8月27日)

02 MFTに必要な解剖学的知識

1) 阿部伸一：基本のきほん 摂食嚥下の機能解剖. 医歯薬出版, 2014.
2) 脇田 稔, 井出吉信 監修, 前田健康, 天野 修, 阿部伸一 編：口腔解剖学 第2版. 医歯薬出版, 2018.
3) 井出吉信, 小出 馨：補綴臨床別冊 チェアサイドで行う顎機能診査のための基本機能解剖. 医歯薬出版, 2004.

03 MFTにかかわる筋肉

1) 脇田 稔, 井出吉信 監修, 前田健康, 天野 修, 阿部伸一 編：口腔解剖学 第2版. 医歯薬出版, 2018.

Chapter 2 Q＆Aで解説！ ライフステージからみた口腔機能〜対応・アプローチのヒント

【乳幼児期】

02 乳幼児の指しゃぶりに対してどのようなアドバイスをしますか？

1) 大野粛英, 山口秀晴, 嘉ノ海龍三：指しゃぶり—基礎から指導の実際—. わかば出版, 東京, 2004.
2) 井上美津子：指しゃぶり, おしゃぶりQ＆A. 医学情報社, 東京, 2012.
3) 小児科と小児歯科の保健検討委員会：指しゃぶりについての考え方. 小児保健研究, 65(3)：513〜515, 2006.
4) 石川朋穂, 高田貴奈, 渋谷泰子ほか：おしゃぶりについての実態調査—第4報 2歳6か月児のおしゃぶりの使用状況と咬合関係について

て―. 小児歯誌, **44**(3)：434〜438, 2006.

【学童期】

Q01 口がポカンと開いている子どもが増えているって本当ですか？

1) 齊藤一誠, 稲田絵美, 海原康孝ほか：小児期の「口呼吸」と「口唇」に関する意識調査からみえてくるもの. 小児歯科臨床, **20**(7)：23〜30, 2015.
2) Saitoh I, Inada E, Kaihara Y, et al.：An exploratory study of the factors related to mouth breathing syndrome in primary school children. *Arch Oral Biol*, in press.

Q02 学童期の舌小帯付着異常に対してどのように対応しますか？

1) 望月重己, 大橋　靖, 小谷　朗ほか：岩手県下3地区における口蓋垂裂および舌強直症の統計学的観察, ならびに両症の関連性について. 口病誌, **28**(4)：296〜302, 1961.
2) 大野粛英, 山口秀晴：Mr. & Mrs. Zickefoose MFTコース　Q&A　口腔筋機能療法. ミツバオーソサプライ, 東京, 2000：11〜13.
3) 土屋さやか：舌小帯短縮症とMFT. DHstyle, **9**(105)：48〜52, 2015.
4) 日本口腔筋機能療法学会：やさしくわかるMFT. わかば出版, 東京, 2014：110〜116.

Q03 学童期の指しゃぶりへの対応は幼児と同じでいいですか？

1) 大野粛英, 山口秀晴, 嘉ノ海龍三：きれいな歯ならびと口もとへのみちしるべ　指しゃぶりをみまもる時期・はたらきかける時期. わかば出版, 東京, 2003.
2) 大野粛英, 山口秀晴, 嘉ノ海龍三：指しゃぶり　基礎から指導の実際. わかば出版, 東京, 2004.
3) 土屋さやか, 橋本律子, 花田三典：どうなってるの？　学童期の不正咬合　学童期に及ぶ指しゃぶり（吸指癖）へのアプローチ. デンタルハイジーン, **5**(35)：495, 2015.

Q04 MFTの指導効果を妨げる高口蓋・狭窄歯列を拡大するタイミングは？

1) 近藤悦子：Muscle Wins！の矯正歯科臨床　呼吸および舌・咀嚼筋の機能を生かした治療. 医歯薬出版, 2007.
2) 山口秀晴, 大野粛英, 嘉ノ海龍三：MFT入門　初歩から学ぶ口腔筋機能療法. わかば出版, 東京, 2007.
3) 川本達雄, 葛西一貴, 亀田　晃ほか：歯科矯正学　第4版. 医歯薬出版, 2001.

Q05 低位舌の子どもに有効なMFTは？

1) 舩木純三：舌突出の原因と影響【山口秀晴, 大野粛英, 嘉ノ海龍三監修：MFT入門　初歩から学ぶ口腔筋機能療法】. わかば出版, 東京, 2007.
2) 寺田典絵：低位舌【山口秀晴, 大野粛英, 高橋　治, 橋本律子：MFT臨床　指導力アップ・アドバンス編】. わかば出版, 東京, 2012.
3) 坂本輝雄, 末石研二：鼻疾患, 扁桃肥大, 低位舌と舌癖との関係【山口秀晴, 大野粛英, 橋本律子：はじめる・深めるMFT　お口の筋トレ実践ガイド】. デンタルダイヤモンド社, 東京, 2016.

Q06 乳歯から永久歯への交換期に出現する一過性の口腔習癖への対応は？

1) 向井美惠, 井上美津子, 安井利一ほか：健康寿命の延伸をめざした口腔機能への気づきと支援　ライフステージごとの機能を守り育てる. 医歯薬出版, 2014.
2) 花田三典：側方交換期【山口秀晴, 大野粛英, 高橋　治, 橋本律子：MFT臨床　指導力アップ・アドバンス編】. わかば出版, 東京, 2012.
3) 花田三典, 土屋さやか, 橋本律子ほか：側方交換期に舌の側方突出が出現したら. 口腔筋機能療法研究会報誌, **15**：16〜17, 2011.

Q09 舌癖除去装置はどのような場合に使ったらよいですか？

1) Rothstein RL：A cephalometric evaluation comparing the effectiveness of myofunctional therapy with mechanical restraint in the correction of the deviate swallow (tongue-thrust). *Am J Orthod*, **66**(1)：104-105, 1974.
2) 町田幸雄, 関崎和夫, 里見　優：これでわかる！　各種矯正装置の特徴と使い方. ヒョーロン・パブリッシャーズ, 東京, 2017.

Q10 噛む訓練をすることで歯並びは変わりますか？

1) Hayashi R, Kanazawa E, Kasai K：Three-dimensional changes of the dental arch form and the inclination of the first molars：Comparison between crowding-improvement and crowding-aggravation groups. *Orthod Waves*, **65**(1)：21-30, 2006.
2) Hayashi R, Kawamura A, Kasai K：Relationship between masticatory function, dental arch width, and bucco-lingual inclination of the first molar. *Orthod Waves*, **65**(3)：120-126, 2006.
3) 津　恭子, 根岸慎一, 大原輝久ほか：食品性状の違いによる咀嚼運動の変化. 日大口腔科学, **34**(1)：1〜6, 2008.
4) 根岸慎一, 林　亮助, 斎藤勝彦, 葛西一貴：硬性ガム咀嚼トレーニングが混合歯列期児童の咀嚼運動および第一大臼歯植立に与える影響. *Orthod Waves-Jpn*, **69**(3)：156〜162, 2010.

Q13 「子どもの食べ方が悪い」と相談された場合にどのようにアドバイスをすればよいですか？

1) 倉治ななえ：歯並びのよい子に育てるために―子育て歯科医からお母さんへ―. わかば出版, 東京, 2007.
2) 伊藤学而：口呼吸と不良姿勢のある子どもへの理解【佐々木　洋, 田中英一, 菅原準二：口腔の育成をはかる　2巻　具体例から実感する成育のマインドとストラテジー】. 医歯薬出版, 2004.
3) 日本口腔筋機能療法学会：やさしくわかるMFT. わかば出版, 東京, 2014.
4) 山口秀晴, 大野粛英, 嘉ノ海龍三：MFT入門　初歩から学ぶ口腔筋機能療法. わかば出版, 東京, 2007.
5) 向井美惠：お母さんの疑問に答える　乳幼児の食べる機能の気付きと支援. 医歯薬出版, 2013.

Q15 アデノイド肥大の患者さんにはどのように対応しますか？

1) 根津　浩, Gugino CF：口唇閉鎖不全と舌位改善のためのアウェアネス・トレーニングについて. BSC会誌, **22**：1〜12, 2012.
2) 根津　浩, Gugino CF：開咬の診断と治療に考慮するべき事項. BSC会誌, **19**：1〜21, 2009.
3) 根津　浩, 永田賢司：バイオプログレッシブの臨床. ロッキーマウンテンモリタ, 東京, 1988.
4) 水野　均：開咬を考える. BSC会誌, **16**：1〜31, 2006.
5) 水野　均：特集　口呼吸を考える. 恒志会会報, **5**：6〜8, 2010.

6) 三谷英夫：矯正治療のためのアトラス・咬合と顎顔面頭蓋のバイオメカニクス．東京臨床出版，東京，2015．
7) 西村忠郎：口呼吸の解剖－口腔・咽頭形態を中心に－．*JOHNS*，**12**（5）：651〜654，1996．
8) 垣鍔典也：鼻呼吸と口呼吸　いびきの病態．*JOHNS*，**12**（5）：691-694，1996．
9) お母さんの回答マニュアル・耳鼻咽喉科Q＆A．*JOHNS*，**18**（3），2002．

Q18　ダウン症の子どもには，どのようにMFTを指導しますか？

1) 森下　格：障がい者の矯正歯科治療―障害別治療目標の設定と治療対応―．東京臨床出版，東京，2009．

Q19　障がい児のよだれには，どのように対応しますか？

1) FDAニュース：神経障害児の慢性流涎症治療薬を認可．http://www.medicalonline.jp/news.php？t＝fda＆m＝drug＆date＝2010＆file＝20100728-FDAP-3A.csv（2018年11月18日）
2) 発達障害－自閉症.net：障がい児障害児や障害者がよだれや唾を垂らす理由と対策・対応．https://hattatu-jihei.net/reason-why-people-with-disabilities-are-drooling（2018年11月18日）
3) 冨田かをり，向井美惠：流涎と口腔機能の関連．障害者歯科，**29**（4）：586〜594，2008．

Q20　子どもの指導時の保護者への対応は？

1) 池田貴将：図解モチベーション百科．サンクチュアリ出版，東京，2017．
2) 小牧　令：特集　モチベーション―誰でも使える実践心理学―．デンタルハイジーン，**37**（7）：720〜735，2017．
3) 山口秀晴，大野粛英，橋本律子：はじめる・深めるMFT　お口の筋トレ実践ガイド．デンタルダイヤモンド社，東京，2016．
4) 高橋未哉子，高橋　治：新版　口腔筋機能療法MFTの実際 下巻　口腔機能の審査とレッスンの進め方．クインテッセンス出版，東京，2012．
5) 山口秀晴，大野粛英，嘉ノ海龍三：MFT入門　初歩から学ぶ口腔筋機能療法．わかば出版，東京，2007．
6) 大野粛英，岡田順子，橋本律子ほか：舌のトレーニング．わかば出版，東京，1998．
7) Aliakbar Bahreman，嶋　浩人，石谷徳人：早期治療 成長発育のエビデンスと治療戦略．クインテッセンス出版，東京，2017．

Q21　非協力的な子どものやる気を引き出すには？

1) Sharon S. Brehm, Jack Williams Brehm：Psychological reactance：A theory of freedom and control. Academic Press, New York, 1981.

【成人期】

Q01　成人のMFTはどのように行いますか？

1) Zickefoose WE：Oral Myofunctional Therapy–A Myofunctional Therapy Workbook for All Ages. OMT Materials, Sacramento, 1980.
2) 高橋　治，高橋未哉子：新版　口腔筋機能療法MFTの実際 上巻　MFTの基礎と臨床例．クインテッセンス出版，東京，2012．
3) 高橋未哉子，高橋　治：新版　口腔筋機能療法MFTの実際 下巻　口腔機能の診査とレッスンの進めかた．クインテッセンス出版，東京，2012．

Q02　ブラキシズムのある患者さんにどのように対応しますか？

1) 牛島　隆，栃原秀紀，永田省藏ほか：ブラキシズム（第2版）歯ぎしり・咬みしめは危険!!．医歯薬出版，2016．
2) 鈴木　尚：噛み癖・食いしばりに注意！3つのリスクから歯を守る．医歯薬出版，2013．
3) 木野孔司：自分で治せる！顎関節症．講談社，東京，2014．
4) 高橋　治，高橋未哉子：新版　口腔筋機能療法MFTの実際 上巻　MFTの基礎と臨床例．クインテッセンス出版，東京，2012．
5) 高橋未哉子，高橋　治：新版　口腔筋機能療法MFTの実際 下巻　口腔機能の診査とレッスンの進めかた．クインテッセンス出版，東京，2012．

Q03　舌側矯正治療中の患者さんにMFTを指導する際の注意点は？

1) 居波　徹，相澤一郎，佐奈正敏ほか：リンガルブラケット矯正法 審美的矯正の基礎と臨床．医歯薬出版，2009．
2) 相澤一郎，居波　徹，佐奈正敏ほか：臨床の疑問に答える！　リンガルブラケット矯正Q＆A60．医歯薬出版，東京，2015．
3) 高橋　治，高橋未哉子：新版　口腔筋機能療法MFTの実際 上巻　MFTの基礎と臨床例．クインテッセンス出版，東京，2012．
4) 高橋未哉子，高橋　治：新版　口腔筋機能療法MFTの実際 下巻　口腔機能の診査とレッスンの進めかた．クインテッセンス出版，東京，2012．

Q04　外科的矯正治療の顎矯正手術にMFTはなぜ必要なのですか？

1) Yamaguchi H, Tanaka Y, Sueishi K, et al.：Changes in oral functions and muscular behavior due to surgical orthodontic treatment. *Bull Tokyo Dent Coll*, **35**（1）：41-49, 1994.
2) 高橋　治，高橋未哉子：新版　MFTの実際 上巻．MFTの基礎と臨床例．クインテッセンス出版，東京，2012．
3) 高橋未哉子，高橋　治：新版　MFTの実際．口腔機能の診査とレッスンの進めかた．クインテッセンス出版，東京，2012．
4) Proffit WR, Phillips C：Adaptations in lip posture and pressure following orthognathic surgery. *Am J Orthod Dentofacial Orthop*, **93**（4）：294-302, 1988.
5) 高橋庄二郎，黒田敬之，飯塚忠助：顎変形症治療アトラス．医歯薬出版，2001．
6) 中尾　誠：唇圧と治療後の安定性について―第二報：歯科矯正治療と外科的矯正治療における治療前後の唇圧変化―．日顎変形誌，**18**：19〜30，2008．
7) 末石研二，山口秀晴，瀬畑正之ほか：ビデオによる外科的矯正治療前後の口腔機能の変化について．歯科学報，**88**（5）：905-917，1988．
8) 石川京子：外科的矯正治療前後における唇舌圧の変化と術後の安定性について．鶴見歯学，**14**：449〜481，1988．
9) Kato K, Kobayasi, Oda Y, et al.：Changes in masticatory functions after surgical orthognathic treatment in patients with jaw deformities：efficacy of masticatory exercise using chewing gum. *J Oral Maxillofac Surg Med Pathol*, **24**（3）：147〜151, 2012.

Q06　MFTにはアンチエイジング効果もありますか？

1) 前田健康：口の周囲の筋（表情筋）【戸塚靖則，高戸　毅監修：口腔科学】．朝倉書店，東京，2013：14〜15．
2) 犬童文子：犬童文子のフェイスニング・マジック．日本放送出版協会，東京，2006．
3) 石野由美子：愛され笑顔をつくる口もとエクササイズ「若返り！モデルスマイル塾」．小学館，東京，2007．
4) 石野由美子：表情筋訓練を取り入れたMFT―モデルスマイルエクササイズ―．東北矯正歯科学会誌，**18**：31〜33，2010．

5) 石野由美子：素敵な笑顔で…美しいSmileを手に入れて．スキルアップ．デンタルハイジーン，**31**（1）：58～63，2011．
6) 石野由美子：口腔リハビリテーションとしてのMFTの活用―表情筋訓練を取り入れた取り組み―．第72回日本矯正歯科学会大会抄録集．105，2013．
7) 石野由美子：「キレイをつくる」表情筋訓練とMFT【山口秀晴，大野粛英，橋本律子：はじめる・深めるMFT お口の筋トレ実践ガイド】．デンタルダイヤモンド社，東京，2016：96～103．

Q07 舌が大きい人・大きく見える人にはどのように対応しますか？

1) 梶井 正：新先天奇形症候群アトラス．南江堂，東京，1998．
2) 近藤悦子：Muscle Wins！の矯正歯科臨床．医歯薬出版，2007．

【高齢期】

Q02 高齢者のドライマウス，舌痛症に口腔周囲筋のトレーニングは有効ですか？

1) 斎藤一郎：超高齢社会におけるドライマウスへの対応 ―ドライマウスへどう取り組むべきか．日本歯科評論，**75**（3）：30～36，2015．
2) Wiswede D, Munte TF, Kramer UM, et al.：Embodied emotion modulates neural signature of performance monitoring. *PLoS One*, **4**（6）：e5754, 2009.
3) Sakano K, Ryo K, Tamaki Y, et al.：Possible benefits of singing to the mental and physical condition of the elderly. *Biopsychosoc Med*, **8**：11, 2014.
4) Mohri Y, Fumoto M, Sato-Suzuki I, et al.：Prolonged rhythmic gum chewing suppresses nociceptive response via serotonergic descending inhibitory pathway in humans. *Pain*, **118**（1-2）：35-42, 2005.

Q03 義歯の状態から口腔機能をどのようにみますか？

1) 山口秀晴，大野粛英，佐々木洋ほか：口腔筋機能療法（MFT）の臨床．わかば出版，東京，1998．
2) 加藤武彦：クリニカル これでよいのか総義歯臨床―今，Gysiの歯槽頂間線法則を問い直す．日歯会誌，**57**（1）：25～33，2004．
3) 北村清一郎：総義歯臨床に必要な形態解剖学（生理的運動） 口腔周辺の解剖構造と義歯の形態．デンタルダイヤモンド，**30**（3）：28～38，2005．
4) 加藤武彦：総義歯臨床に必要な形態解剖学（生理的運動） 総義歯における人口歯排列排列の今・昔．デンタルダイヤモンド，**30**（3）：39～49，2005．
5) 加藤武彦監修，三木逸郎，糟谷政治編：食べる喜びを支える歯科医療のためのデンチャースペース義歯．デンタルダイヤモンド社，2018．

Column 食育～噛む側からのアプローチ

1) Dawes C, Dibdin GH：A thoeretical analysis of the effects of plaque thickness and initial salivary sucrose concentration on diffusion of sucrose into dental plaque and its convesation to acid during salivary clearance. *J Dent Res*, **65**（2）：89-94, 1986.
2) William HB：The Stephan Curve revised. *Odontology*, **101**（1）：2-8, 2013.
3) Shima C, Motegi E, Horiuchi A, et al.：Efficiency of closed mastication of gummy evaluated with gnathohexagraph. *Bull Tokyo Dent Coll*, **58**（1）：27-32, 2017.
4) 新井結美，清水久美，茂木悦子ほか：〈座談会〉知っておきたい口腔関係―気づいたこと，保育園児への注意ケア，これから取り組んでいってほしい課題．保育と保健，**23**（2）：15～22，2017．
5) Christen AG, Christen JA：Horace Fletcher（1849-1919）："The Great Masticator". *J Hist Dent*, **45**（3）：95-100, 1997.
6) 黒岩比佐子：食育のススメ．文藝春秋，東京，2007．

Column MFT～睡眠時無呼吸症候群のための新補助療法

1) Camacho M, Certal V, Brietzke SE, et al.：Tracheostomy as treatment for adult obstructive sleep apnea：a systematic review and meta-analysis. *Laryngoscope*, **124**（3）：803-811, 2014.
2) Villa MP, Brasili L, Ferretti A, et al.：Oropharyngeal exercises to reduce symptoms of OSA after AT. *Sleep Breath*, **19**（1）：281-289, 2015.
3) Guilleminault C, Huang YS, Quo S, et al.：Teenage sleep-disordered breathing：recurrence of syndrome. *Sleep Med*, **14**（1）：37-44, 2013.
4) Guilleminault C, Sullivan S：Towards Restoration of Continuous Nasal Breathing as the Ulrimate Treatment Goal in Pediatric Obstructive Sleep Apnea. *Enliven：Pediatr Neonatol Biol*, **1**（1）：001, 2014.
5) Diaferia G, Santos-Silva R, Truksinas E, et al.：Myofunctional therapy improves adherence to continuous positive airway pressure treatment. *Sleep Breath*, **21**（2）：387-395, 2017.
6) Cunali PA, Almeida FR, Santos CD, et al.：Mandibular exercises improve mandibular advancement device therapy for obstructive sleep apnea. *Sleep Breath*, **15**（4）：717-27, 2011.
7) O'Callahan C, Macary S, Clemente S：The effects of office-based frenotomy for anterior and posterior ankyloglossia on breastfeeding. *Int J Pediatr Otorhinolaryngol*, **77**（5）：827-832, 2013.
8) Olivi G, Signore A, Olivi M, et al.：Lingual frenectomy：functional evaluation and new therapeutical approach. *Eur J Paediatr Dent*, **13**（2）：101-106, 2012.
9) Jang SJ, Cha BK, Ngan P, et al.：Relationship between the lingual frenulum and craniofacial morphology in adults. *Am J Orthod Dentofacial Orthop*, **139**（4 Suppl）：e361-7, 2011.
10) Melink S, Vagner MV, Hocevar-Boltezar I, et al.：Posterior crossbite in the deciduous dentition period, its relation with sucking habits, irregular orofacial functions, and otolaryngological findings. *Am J Orthod Dentofacial Orthop*, **138**（1）：32-40, 2010.
11) Huang Y, Quo S, Berkowski A, et al.：Short Lingual Frenulum and Obstructive Sleep Apnea in Children. *Int J Pediatr Res*, **1**（003）, 2015.
12) Bonuck K, Trupti R, Lnzhi X：pediatric sleep disorders and special educational need at 8 years：A Population-Based Cohort Study. *Pediatrics*, **130**（4）：634-642, 2012.

Column オーラルフレイルと口腔機能低下症

1) 平成25年度 老人保健事業推進費等補助金 老人保健健康増進等事業「食（栄養）および口腔機能に着目した加齢症候群の概念の確立と介護予防（虚弱化予防）から要介護状態に至る口腔機能支援等の包括的対策の構築に関する調査研究」事業実施報告書
2) 水口俊介，津賀一弘，池邉一典ほか：高齢期における口腔機能低下―学会見解論文 2016年度版―．老年歯学，**31**（2）：81～99，2016．

索引

欧文

Beckwith-Wiedemann症候群	135
MFT	10
Oral Myofunctional Therapy	10
TCH	121
Tooth Contacting Habit	121

和文

あ行

アデノイド肥大	100
アレルギー性鼻炎	99
アンチエイジング	132
イー・ウー	49
咽頭期	32
ウェッジプレート	88
嚥下の5期モデル	30
横舌筋	37
オープンアンドクローズ	14, 43
オーラルフレイル	20, 140, 152
オトガイ舌筋	37

か行

ガーグルストップ	14, 41
開咬	64
介護予防	143
外舌筋	37
外側翼突筋	35
過蓋咬合	65
顎矯正手術	126
顎変形症	126
カッスワロー	15, 47
可撤式床拡大装置	78
噛む訓練	90
義歯	148
頰筋	36
グラインディング型咀嚼	91
茎突舌筋	37
経鼻的持続陽圧呼吸療法	138
外科的矯正治療	126
言語聴覚士	92
口蓋裂	104
口角挙上訓練	134
咬筋	35
口腔期	31
口腔機能低下症	18, 152
口腔機能発達不全症	18
口腔筋機能療法	10
口腔習癖	82, 84
高口蓋・狭窄歯列	78
交叉咬合	65
口唇閉鎖テープ	81
口唇閉鎖不全	72
口唇裂	104
呼吸訓練	16
骨格性下顎前突	126
骨格性上顎前突	126
固定式拡大装置	79
ことばの教室	92

さ行

サイドタングレジスタンス	14
サッキング	48
サッキングサウンド	15
サッキングスワロー	15
歯周治療	129
ジスキネジア	146, 149
シップバイシップ	15
授乳・離乳の支援ガイド	28
準備期	31
上顎歯列の狭窄	65
上下歯列接触癖	121
上縦舌筋	37
上唇小帯	62
小舌症	136
小帯付着異常	62
食育	66

食道期	33
垂直舌筋	37
睡眠時無呼吸症候群	100, 137
スクウォートスワロー	15
スナックプラクティス	15
スポット	14, 42
スラープスワロー	15, 46
成人嚥下	26
舌骨舌筋	37
舌小帯	63
舌小帯切除術	63, 74
舌小帯付着異常	74
舌側矯正治療	124
舌痛症	146
舌癖除去装置	88
先行期	30
側頭筋	35
咀嚼筋	35
ソフトフーズ	15

た行

態癖	114
ダウン症候群	106
タングアップ	136
タングガード	89
タングドラッグ	14, 44
タングトレーニングプレート	88
チョッパー型咀嚼	91
爪かみ	86
低位舌	80
ティップ	14
ティップスティック	14
トークンエコノミー法	87
ドライマウス	146
トラップウォーター	15

な行

内舌筋	37

内側翼突筋	35
乳児嚥下	26

は行

バイト	14, 45
バイトアンドマッサージ	122
バイトポップ	15
発音指導	94
発音レッスン	15
発達障害	102
鼻茸	99
反対咬合	64
鼻咽頭疾患	98
表情筋	36
表情筋訓練	132
ファットタング・スキニータング	14, 39
副鼻腔炎	99
ブラキシズム	119, 121
フルフルスポット	14
母子健康手帳	54
ポスチャー	16
ボタンプル	50
ポッピング	14, 42

ま行

慢性鼻炎	99
ミッドポイント	14
無舌症	136
モダイオラス	36

や行

指しゃぶり	58, 76, 85

ら行

リップエクササイズ	14
リップトレーサー	14, 40
リハビリテーション	142
レーズン	15

ライフステージに合わせた口腔機能への対応　MFTアップデート
ISBN978-4-263-44539-6

2018年12月20日　第1版第1刷発行
2025年 3月20日　第1版第5刷発行

編著者　大 野 粛 英
　　　　山 口 秀 晴
　　　　嘉ノ海 龍 三
　　　　高 橋 　 治
　　　　橋 本 律 子
発行者　白 石 泰 夫
発行所　医歯薬出版株式会社

〒113-8612　東京都文京区本駒込1-7-10
TEL. (03) 5395-7638 (編集)・7630 (販売)
FAX. (03) 5395-7639 (編集)・7633 (販売)
https://www.ishiyaku.co.jp/
郵便振替番号　00190-5-13816

乱丁, 落丁の際はお取り替えいたします　　印刷・真興社／製本・皆川製本所
© Ishiyaku Publishers, Inc., 2018. Printed in Japan

本書の複製権・翻訳権・翻案権・上映権・譲渡権・貸与権・公衆送信権(送信可能化権を含む)・口述権は,医歯薬出版(株)が保有します.
本書を無断で複製する行為(コピー, スキャン, デジタルデータ化など)は,「私的使用のための複製」などの著作権法上の限られた例外を除き禁じられています. また私的使用に該当する場合であっても, 請負業者等の第三者に依頼し上記の行為を行うことは違法となります.

[JCOPY] ＜ 出版者著作権管理機構 委託出版物 ＞
本書をコピーやスキャン等により複製される場合は, そのつど事前に出版者著作権管理機構(電話03-5244-5088, FAX 03-5244-5089, e-mail:info@jcopy.or.jp)の許諾を得てください.